身体上的疼痛
——常见疼痛科普百问

主　审　吴承远

主　编　刘　垒

副主编　刘方铭　于　慧　彭盛昕

　　　　肖文珊　梁原浩　张翼翔

编　委　刘维菊　杨文龙　吴文庆

　　　　尹　聪　李国强　孙国栋

　　　　刘　洋　于梦雅　王少林

　　　　张　琳　孙　倩　张　赞

　　　　郭堂煜

科学出版社

北　京

内 容 简 介

　　慢性疼痛不仅是一种症状，也是一种疾病。疼痛被世界卫生组织列为继呼吸、血压、体温、脉搏之后的第五大生命体征。现代人生活节奏快、工作压力大，经常受到各种急慢性疼痛的困扰。本书立足于身体上的疼痛，以问答的形式，介绍了100个有关疼痛的基本知识，并以知识点延伸的形式，介绍了疼痛的原因、治疗、预防、饮食调养等方面内容。本书采用通俗易懂的语言代替专业术语，降低了阅读门槛，方便读者获取健康信息。

　　本书适合于疼痛病人及家属阅读，也可供重视健康的普通大众参考。

图书在版编目（CIP）数据

身体上的疼痛：常见疼痛科普百问/刘垒主编.—北京：科学出版社，2023.11
ISBN 978-7-03-076524-6

Ⅰ.①身… Ⅱ.①刘… Ⅲ.①疼痛–问题解答 Ⅳ.① R441.1-44

中国国家版本馆 CIP 数据核字（2023）第 189569 号

责任编辑：周　园/责任校对：周思梦
责任印制：赵　博/封面设计：陈　敬

科学出版社 出版

北京东黄城根北街 16 号
邮政编码：100717
http://www.sciencep.com

三河市春园印刷有限公司印刷
科学出版社发行　各地新华书店经销

*

2023 年 11 月第　一　版　　开本：787×1092　1/16
2024 年 1 月第二次印刷　　印张：7
字数：164 000

定价：36.00 元
（如有印装质量问题，我社负责调换）

主 审 简 介

　　吴承远，二级教授，博士生导师。1965 年毕业于山东医学院医疗系并分配到山东医学院附属医院工作。山东大学齐鲁医院原神经外科主任，兼任《中华神经外科杂志》《中华实验外科杂志》《中华神经医学杂志》等杂志编委，《中华器官移植杂志》常务编委，世界神经外科联合会和国际疼痛学会会员，中华医学会疼痛学分会常务委员，中华医学会器官移植学分会委员，中华医学会神经外科学分会立体定向和功能性神经外科专业委员会委员，山东省疼痛研究会理事长。

　　从事神经外科专业 55 年，数十年中走遍山东省每个县市级医院和部队驻军医院，进行会诊和咨询，解决医疗疑难问题，多次应邀去北京、上海、江苏、福建、河南、河北等外省市会诊手术。指导博士研究生 18 名、硕士研究生 10 名、博士后 1 名。主编出版国内首部《脑内移植》，参加全国高等学校教材《外科学》（第五版、第六版、第七版）及《黄家驷外科学》（第七版）的编写工作。

　　曾主持国家自然科学基金项目及多项省部级科研项目。获省部级科技进步奖二等奖 7 项，研究项目获评 2002 年度山东省十大科技成果。发表论文 207 篇，21 篇被 SCI 收录。2003 年获山东省先进工作者奖励，2005 年获评山东省廉洁行医标兵，2001 年获"全国五一劳动奖章"，2018 年获"王忠诚中国神经外科医师年度奖"终身荣誉奖。

主编简介

刘垒，医学博士，主任医师，教授，硕士生导师，山东第一医科大学第一附属医院（山东省千佛山医院）疼痛科副主任。从事疼痛、骨伤疾病临床研究十余年。山东省名中医（药）专家、齐鲁卫生与健康领军人才、山东省高层次人才。荷兰伊拉斯姆斯大学医学中心访问学者，曾赴德国 APEX Spine Center 进修。

专业擅长：创立"不正则痛"理论体系，专注脊柱椎间病理论、射频镇痛机制、椎间盘干细胞、骨质疏松外泌体等方面研究。擅长脊源性疼痛、头面部疼痛诊治，善于应用脊柱内镜、射频微创、三维正脊、正骨手法等技术治疗各种疑难、顽固性疼痛疾病。发表论文 40 余篇，其中 SCI 收录 10 余篇；获中华中医药学会科学技术奖、山东省科学技术奖、山东医学科技奖等多项奖项。

社会兼职：中华中医药学会疼痛学分会副主任委员，中国中西医结合学会疼痛学专业委员会常务委员，中华中医药学会脊柱微创专家委员会常务委员，山东省疼痛医学会第八届理事会副理事长，山东中医药学会疼痛学专业委员会主任委员，山东省疼痛医学会脊柱内镜专业委员会主任委员，《中国疼痛医学杂志》编委等。

热衷疼痛疾病防治的科普工作，为山东省科学技术协会第一批科普工作专家，山东省体医融合智库首批专家库成员。

前　言

　　疼痛是组织损伤或与潜在组织损伤相关的一种不愉快的躯体感觉和情感体验，伴有实质上的或潜在的组织损伤，它是一种主观感受。疼痛和发热一样，是生病的示警信号。如果疼痛反复发作，或者长期持续不止，并由急性向慢性进展，便失去警戒信号意义，这时疼痛本身就演变成为一种疾病。

　　《身体上的疼痛——常见疼痛科普百问》通过一问一答的形式，对人们在日常生活中常见的疼痛相关症状和疾病问题给予专业性的解答。本书立足于腰椎间盘突出症、颈椎病、三叉神经痛等临床常见、多发的疼痛科疾病，向读者介绍了发病情况和危害，与其他疾病的关系，及预防医疗、饮食调养、日常生活注意事项等。本书采用问答形式，简明扼要、逻辑严谨，对晦涩难懂的术语尽量采用通俗表达方式，方便读者获取有效信息，使读者了解疼痛科常见病、多发病，并在日常生活中给予重视。本书作为一本符合健康需求、探索了解疾病的医学科普图书，为读者找寻最适合的治疗方式提供参考。针对本书中的绝大多数提问，编者团队精心录制了讲解视频，读者可通过互联网检索获取。

　　科普读物是科学技术与社会生活之间的一座桥梁，宣传科学的世界观和方法论，以提高人们的科学素质和思想素质。它在向读者传授知识的同时，也使读者受到科学思想、科学精神、科学态度和科学作风的熏陶。本书贴近生活中热点健康话题，运用通俗的语言结合专业知识来解读常见的疼痛问题，配合浅显易懂的图片，尽可能通俗化地解释专业术语，让读者易于理解和掌握知识。本书以身体部位分类，分别讲解常见的疼痛疾病，力求条理清晰。

　　本书在编排方式上别出心裁，力求能吸引读者，真正做到让知识管用，让读者"解渴"。

编　者

2023 年 2 月于济南

目　录

一、认识疼痛

1. 如何描述你的疼痛

  虽然医生擅长判读各种影像学和实验室检查结果，了解基本的心理学知识，对各种疼痛治疗药物有很深的认识，同时精通各种慢性疼痛治疗技术，但是如果你无法准确地向医生描述你的疼痛，那么再高明的医生也会感到无从下手、爱莫能助。虽然医生慢慢地也能问清楚，但是早点说清楚哪里痛、怎么痛，就可以尽早得到治疗。

  向医生说清楚你的痛，需要包括以下几方面内容：

（1）个人信息

  包括年龄、从事的工作，以及是否患有其他疾病或做过什么手术，是否在服用某些药物等等。这可不是警察查户口，而是为了更好地了解你的生活及工作环境因素。

  比如，青壮年腿痛，腰椎间盘突出症可能性大，老年人则可能是腰椎管狭窄症、膝关节骨性关节炎等引起的。再比如，出租车司机、重体力劳动者容易罹患腰椎间盘突出症，泥瓦匠、手工业者、带小孩的妇女容易罹患腱鞘炎。

（2）痛的位置

  医生不是孙悟空，没法悬丝诊脉，所以还得说清楚疼痛的位置。

（3）疼痛多久

  好好回想下自己的病程长短，也就是出现疼痛有多久了。第一次出现这种疼痛症状到现在已经有几天、几个月还是几年，本次疼痛发作持续多久。

  之所以要问这么细，是因为每个病人情况不同，病程短、症状轻的病人可以继续观察或者选择保守治疗，病程长、反复发作的病人可能要考虑根治性的手术。

（4）什么时候痛

  这可以帮助医生了解疼痛的时间和发作规律：持续性疼痛还是间歇性疼痛，一个月、一星期或者一天当中大概痛几次，每次疼痛大概持续多久，白天、傍晚还是半夜痛得厉害。

（5）诱因

  疼痛之前有没有发生过特殊经历：比如外伤、劳累、运动，还是无缘由地就痛起来了。医生在了解发病前的情况后，会有一个初步判断。比如，如果总是在运动后出现疼痛就要考虑参与到该项运动的各关节肌肉等是否存在问题，同时还要建议病人暂停该项运动避免继续加重损伤。

（6）痛的程度

  告诉医生你疼痛的程度：轻度、中度还是重度，是否还可以忍受，是否影响睡眠，是否影响日常活动和工作。

（7）怎样的痛

用一个词形容你的痛：比如针刺样痛，电击样痛，刀割样痛，烧灼样痛，抽筋样痛，搏动性痛，酸痛，胀痛，麻痛，绞痛，隐隐地痛，难述性痛……神经痛一般多为电击样痛、刀割样痛或烧灼样痛，肌肉软组织疼痛多为酸痛、胀痛。

（8）疼痛的加重和缓解因素

这是一个需要病人自我比较不同状态下疼痛程度的问题。

比如腰痛，走起路来是更痛还是更舒服，久站、久坐时会不会加重，平躺不动时会不会减轻些，起床翻身时会不会更痛，上下楼梯或者蹲厕所时会不会疼痛等。强直性脊柱炎引起的腰痛，病人可能越活动越舒服；腰椎间盘突出症引起的腰痛，病人可能平躺休息时不痛，起床活动时疼痛明显。

（9）伴随症状

回想自己在疼痛的同时，是否合并有发热、麻木、无力、活动障碍、局部肿胀、变形、晨起僵硬等，比如疼痛伴有麻木，往往提示有神经压迫的可能，双手关节疼痛伴肿胀、晨起僵硬往往提示有类风湿关节炎的可能。

（10）进行的检查和治疗

回想自己是否曾抽血化验，是否做过X线、CT、磁共振检查。如果有，请将影像胶片和检查报告一起带上。医生可能还会问，之前有没有服用药物或进行按摩推拿、针灸拔罐、牵引、中药外敷、手术，以及治疗后效果如何，这关系到后续治疗方案的决策。

总之，病人对疼痛描述得越详细、越清楚，越有助于医生的诊疗工作。

知识点延伸

疼痛程度如何评估

由于疼痛是一种很主观的感受，目前临床上有四种常用的疼痛评估方法。①数字分级评分法：使用"疼痛程度数字评估量表"（图1）对病人疼痛程度进行评估。将疼痛程度用数字0～10依次表示，0表示无疼痛，10表示最剧烈的疼痛。按照疼痛对应的数字将疼痛程度分为轻度疼痛（1～3）、中度疼痛（4～6）、重度疼痛（7～10）。②面部表情评分法：根据病人疼痛时的面部表情状态，对照"面部表情疼痛评分量表"（图2）进行疼痛评估，适用于表达困难的病人、儿童、老年人，以及存在语言或文化差异或其他交流障碍的病人。③语言分级评分法：根据病人对疼痛的主诉，将疼痛程度分为轻度、中度、重度三类。轻度疼痛为有疼痛但可忍受，生活正常，睡眠无干扰；中度疼痛为疼痛明显，不能忍受，要求服用镇痛药物，睡眠受干扰；重度疼痛为疼痛剧烈，不能忍受，需用镇痛药物，睡眠受严重干扰。④视觉模拟评分法（visual analogue scale，VAS）：采用一直线（一般长为 10cm，图 3），一端代表无痛，另一端代表剧痛，让病人在线上最能反映自己疼痛程度之处做一记号。通过测量记号处至无痛点长度反映病人疼痛程度。轻度疼痛（1～3cm），中度疼痛（4～6cm），重度疼痛（7～10cm）。

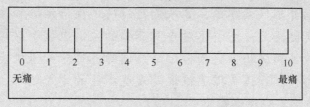

图 1　疼痛程度数字评估量表

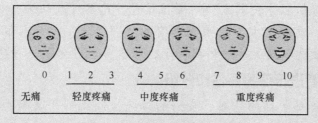

图 2　面部表情疼痛评分量表

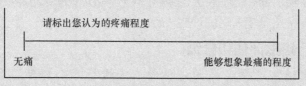

图 3　视觉模拟评分法

2. 疼痛的级别有哪些

疼痛是一种主观的情绪反应和感受，一般采用 VAS 评级，分为轻度、中度、重度的疼痛。VAS 中将没有疼痛定义为 0 分，把个人所能够承受的最大程度的疼痛，定义为 10 分。病人在 0～10 分范围内对疼痛进行描述。

如三叉神经痛的病人，可能描述的疼痛分值达到 7 分，经过治疗后分值降到 1 分或者 0 分，由此判断病人疼痛的程度、强度，以及治疗效果。对于其他类型的疼痛，包括带状疱疹后遗神经痛，也可以采用这种办法对病人的诊断、治疗和疾病进展进行判断。

知识点延伸

一、疼痛的定义是什么

1994 年国际疼痛学会将疼痛定义为：一种与组织损伤或潜在的组织损伤相关的不愉快的主观感觉和情感体验。2020 年国际疼痛学会发布了对"疼痛"的新定义，其中文诠释为：疼痛是一种与实际或潜在的组织损伤相关的不愉快的感觉和情绪情感体验，或与此相似的经历。新定义同时对疼痛做了6条附加说明：①疼痛始终是一种主观体验，同时又不同程度地受到生物学、心理学以及社会环境等多方面因素的影响；②疼痛与伤害性感受不同，纯粹生物学意义上的感觉神经元和神经通路的活动并不代表疼痛；③人们可以通过生活经验和体验学习，感知疼痛并认识疼痛的实际意义；④个体对自身疼痛的主诉应该予以接受并尊重；⑤疼痛通常是一种适应性和保护性感受，但疼痛同时也可对身体机能、心理健康和社会功能产生不利影响；⑥语言描述仅仅是表达疼痛的方式之一，语言交流障碍并不代表一个人或动物不存在疼痛感受。

根据该定义，我们可以清晰地了解到疼痛是一种主观感觉的情感体验。在健康情况下，疼痛提供躯体受到威胁的警报信号，是不可或缺的一种生命保护功能。但在疾病情况下，疼痛是大多数疾病具有的共同症状，给病人带来长期、持续的痛苦。这时候疼痛就不仅仅是一种症状了，它本身也成为了一种疾病。

二、为什么要进行疼痛评估和分级

疼痛评估是疼痛管理的基础，良好的疼痛控制离不开准确的疼痛评估。只有正确评估疼痛的强度、感觉特性及时间过程等，才有可能甄别不同的疼痛综合征，做出明确的疼痛诊断，并为下一步采取有效的治疗手段提供必要的依据，因此准确和全面地评估疼痛是很有必要且重要的。

三、如何进行疼痛评估和分级

我们在临床上通常选择合适的评估量表来进行疼痛评估，合适的评估量表有利于准确、全面地评估疼痛病情，为适时调整治疗方案、提高治疗效果提供较为客观的依据。目前，国内外疼痛评估的方法较多，常用的疼痛评估量表各有优劣，适用人群也不尽相同，因此需要临床医生在熟练掌握各种量表的基础上，采用个体化的原则对病人进行较为科学、准确的疼痛评估和分级。

我们可以将对疼痛的评估分为疼痛强度的评估和疼痛性质的评估。临床上，常见的疼痛评估方法（量表）有视觉模拟评分法（visual analogue scale，VAS）、语言分级评分法（verbal rating scale，VRS）、数字分级评分法（numerical rating scale，NRS）、麦吉尔疼痛问卷（McGill pain questionnaire，MPQ）、修订版面部表情疼痛量表（faces pain scale-revised，FPS-R）、行为评分量表等。

VAS是临床上常用的疼痛强度测定方法。国内临床上通常采用中华医学会疼痛学分会监制的VAS卡，卡上有一条长10cm的直线，两端分别标上数字0和10，0表示无痛，10表示想象中的最剧烈疼痛。在测量前向病人介绍VAS含义及与疼痛的关系，让病人在VAS卡上移动游动标尺，标尺所处的位置代表病人疼痛程度。病人能见到的一面并无数字，但医师见到的一面上有数字刻度，可以读到1mm的精度。

VAS卡使用灵活、方便，易于掌握，可以较为直观地反映病人疼痛的变化及其缓解程度，在临床上广泛应用。但是VAS也存在着不足，对于有知觉-运动障碍、不能理解评估解释、无法即刻做出反应的病人，VAS 不适用。当然，VAS 最大的不足就在于假定疼痛是一种单维度的体验。实际上除了疼痛强度，还有主观的情绪体验程度，如不愉快、烦恼等情绪。此外，每种疼痛都有其独特的属性，如牙痛、针扎痛、骨折后疼痛、心肌梗死疼痛等的疼痛属性各不相同。因此，仅仅单纯描述疼痛强度，仍然无法反映痛觉的整体状态。

3. 痛与疼有差别吗

疼和痛之间的区别不大，通常是因为地域、用语习惯造成用词不同。常用疼、痛来描述身体不适，但是具体要描述两个词，仍有意义上的差别存在。

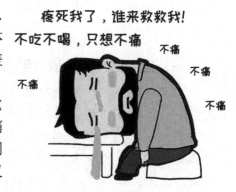

疼常描述的是躯体受到伤害，引起躯体感觉的不适感，是一种直接、客观的疼痛反应。而痛是指躯体受到伤害、损伤时引起的不适感觉，同时合并心理上的痛苦。所以痛主要是痛苦，不仅有疼的反应，还合并心理因素的干扰。

知识点延伸

什么是疼痛

疼痛是组织损伤或与潜在组织损伤相关的一种不愉快的躯体感觉和情感体验，伴有实质上的或潜在的组织损伤，它是一种主观感受。疼痛和发热一样，是生病的示警信号。如果疼痛反复发作，或者长期持续不止，并由急性向慢性进展，便失去警戒信号意义，这时疼痛本身就演变成为一种疾病。疼痛的发生机制见图4。

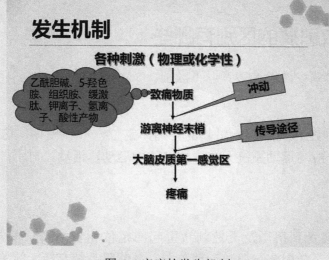

图4 疼痛的发生机制

4. 放射痛是什么感觉

放射痛是对来自于神经系统传导的疼痛的一种反应，通常是神经根受到炎性刺激或者压迫引起的疼痛反应，沿着神经走行方向呈放射性痛。疼痛通常具有神经走行的特点，即传导性。

部分病人表现出闪电般的神经分布区域疼痛，如三叉神经痛，三叉神经区域受到刺激后，引起相应分支产生不同的疼痛反应。此外，腰椎间盘突出症病人由于椎间盘突出压迫到神经，导致神经根炎性反应，以及压迫刺激引起神经根放射性痛，类似于电击样下肢疼痛，均称为放射痛。

> **知识点延伸**
>
> **一、三叉神经痛会放射到哪些位置**
>
> 三叉神经痛的疼痛一般发生在一侧头面部。第一支疼痛部位往往在眼的表浅或深处、上睑及前额。第二支疼痛部位在颊部、上唇和齿龈，而硬腭疼痛者很少见。第三支疼痛部位在齿龈、下唇，涉及舌部者较少。发作时往往会有针刺样、刀割样或撕裂样的疼痛，持续数秒钟或者1～2分钟，突发突止，间歇期完全正常。口角、鼻翼、颊部以及舌部位敏感区，轻触可诱发。
>
> **二、腰椎间盘突出的放射痛区域有哪些**
>
> 腰椎间盘突出症引起下肢放射性痛，最常见于腰4/5和腰5骶1椎间盘突出症。腰4/5椎间盘突出症，主要表现为大腿的外侧或小腿外侧疼痛、麻木；腰5骶1椎间盘突出症，骶1神经根被压迫，会导致足底麻木或者疼痛。部分病人表现为两个节段的椎间盘突出症，会导致整个坐骨神经的症状比较明显。极少数病人是高位腰椎间盘突出，如腰1/2、腰2/3、腰3/4，有可能表现为股神经的症状，主要是大腿前侧或者膝关节部位的疼痛或者麻木。

5. 牵涉痛与放射痛的区别有哪些

牵涉痛与放射痛，两者通常有以下区别。

（1）牵涉痛

一般为内脏神经和交感神经引起的疼痛，定位一般较模糊，这种疼痛直观感觉为较深的疼痛，一般与运动系统无关，即肢体的运动、活动，对牵涉痛不会形成较大影响。

（2）放射痛

一般为神经根受到挤压及炎性刺激引起的定位相对清晰、较表浅，如闪电样、电击样的疼痛反应。放射痛一般与运动系统、骨骼肌系统有较大的关系，即病人随运动功能的加强，疼痛会加重或者减轻。

知识点延伸

一、牵涉痛的机制什么

中医认为"脏—腑—经—络—皮"是人生理及病理功能由内到外的传导过程。《黄帝内经·灵枢·九针十二原》记载："五脏有疾，当取之十二原……明知其原，睹其应，而知五脏之害矣。"针刺疗法通过刺激皮部传导至经络再传向脏腑的逆传导过程来抑制疼痛从而达到治疗效果。现代医学则解释为针刺可通过激活抑制疼痛的神经递质或调节器起到镇痛的功效。

西医学对内脏牵涉痛的病因目前尚不明确，对其发病机制形成有两种假说：会聚学说和易化学说。前者认为由于内脏和体表的痛觉由同一个神经元传到大脑，机体疼痛刺激多来源于体表，大脑将内脏痛误以为是体表痛，就产生了牵涉痛。易化学说认为内脏的痛觉传入脊髓与体表痛觉传入神经构成突触联系，内脏传来的冲动可提高其兴奋性，从而对体表传入冲动产生异化作用，使微弱的体表刺激成为致痛刺激产生牵涉痛。

二、常见的内脏牵涉痛有哪些

牵涉痛是内脏痛觉的重要生理特性，其结构基础可能是：①病变脏器的初级感觉纤维进入脊髓后，一方面终止于特有的二级神经元，另一方面以侧支终止于有关躯体结构感觉传导的神经元。②病变脏器与相应躯体结构的初级感觉纤维终止于同一个二级神经元。③初级感觉神经元周围突有不同侧支分布于内脏及相应躯体结构。

心脏病变可见胸前区、肩部、咽喉疼痛；肺、膈病变可见前胸、背、肩、腹部不适；肝脏病变可蔓延至腹部、腰部；胃病变除了腹部不适还有心后区；胰腺病变可见左上腹、左腰部不适；小肠、结肠病变可见腹部不适；卵巢病变可见中下腹部不适；肾脏、膀胱病变见腰部及下腹部不适；胆囊病变可延及背部、右肩部及上腹部；阑尾病变则反应在中上腹及右下腹。

6. 钝痛是什么感觉

疼痛通常分为钝痛与锐痛，锐痛表现如针刺样疼痛，产生尖锐、定位较准确的点状疼痛，而钝痛相对于锐痛而言，定位较模糊、范围较大，难以准确描述疼痛位置，钝痛与锐痛应区别对待。

钝痛通常产生于躯干或四肢部分肌肉及关节部位，通常表现为酸胀感、隐痛感，存在定位模糊、不易找到痛点等特点。此外，钝痛通常还见于一些神经病理性疼痛，神经受到刺激发生神经过敏、神经超敏等情况下也可引发钝痛感。

知识点延伸

是什么引起钝痛

身体钝痛一般由胃肠疾病、内脏炎症等导致。钝痛通常是发生在肉体上的缓慢疼痛，病人一般不会出现尖锐疼痛。如果是胃、肠疾病导致的疼痛，需要找出具体病因，然后对症治疗缓解疼痛。部分病人是内脏炎症或者癌性疼痛导致，一般会有强烈钝痛，如果是肝癌包膜过度伸张会出现持续性钝痛。

---

7. 灼痛是什么意思

灼痛即烧灼样疼痛，为一种热性疼痛，部分病人描述为如烙铁样疼痛，即烙在皮肤上的疼痛。

灼痛通常提示神经病理性疼痛反应，包括带状疱疹后遗神经痛、周围神经病变、糖尿病、维生素缺乏等引起末梢神经病变的疼痛，以及神经系统受挤压、卡压引起的疼痛，包括舌咽神经痛、三叉神经痛、中枢敏化和外周敏化机制下造成的疼痛。

知识点延伸

一、什么疾病会导致灼痛

灼痛是指像烧灼一样的疼痛，是由于受损害的神经含有大量的交感神经纤维或受损伤的神经传导性尚未完全破坏或由于外伤使血管毒性物质释放到神经末梢及丘脑受到过度的刺激所致。

灼性神经痛是指明确的神经损伤后与损伤神经支配范围相一致的区域内出现剧烈的灼烧样疼痛的情形。通常表现为痛觉过敏、痛觉异常、出汗异常、局部血流障碍、骨和肌肉萎缩，有时表现出水肿性改变的慢性顽固性疼痛综合征。

有多种疾病可能会导致不同部位的灼痛：①面部激素依赖性皮炎，有皮肤表面屏障的破坏，因此会更敏感，容易出现局部的烧痛以及其他的不适症状。②带状疱疹由病毒感染导致，除了皮肤表现，会伴有局部神经疼痛。神经疼痛一般会有很多种表现类型，比如灼痛、阵发性的针扎样疼痛、麻木感、蚁爬感等，因此要提高警惕。③皮肤灼热、疼痛也要考虑是否为细菌感染，包括丹毒、蜂窝织炎等疾病，皮疹部位会出现疼痛，炎症比较厉害时通常难以耐受，症状比较明显。

如果整个病程是持续的，且上肢较下肢常见，多见于正中神经及坐骨神经损伤。绝大多数的病人疼痛一开始位于损伤部位，然后可局限于患侧神经的分布区域，表现为灼痛、感觉过敏及营养障碍。疼痛通常在损伤后1~2周开始，多发生在伤肢的远端部分，以指端、手掌或足底为剧，呈自发、剧烈、持续性烧灼样疼痛，可因轻微的刺激或情绪激动而加剧，并且可伴有血管舒缩功能的改变，可出现患肢皮肤充血或苍白、发热、发亮变薄及出汗。多数情况下见于劳累、疲惫，精神过度紧张，心理压力较大等导致的神经疼痛。

二、如何缓解灼痛

出现灼痛时，可以首先通过服用止痛药来进行治疗。观察治疗效果，效果一般的话可以考虑配合理疗等方式。早期病人可考虑药物治疗配合按摩、针灸、推拿等中医理疗方式。若长时间的药物治疗无效或者严重影响到日常生活，可做交感神经节切除术。

1. 按揉患处

出现灼痛时，可以用掌心按揉患处，按揉患处有助于缓解疼痛和不适感，按揉时要力度适中，避免用力过大。

2. 热敷

可以采取热敷的方式，将热毛巾敷于患处可以促进血管的收缩，热敷有助于减轻疼痛和不适感。

3. 药物治疗

灼痛的病人可以采取药物治疗，服用神经营养药有很好的治疗效果，药物治疗期间要做好相关的调节。

4. 针灸治疗

出现灼痛之后，可以采取针灸治疗，针灸治疗的原理是通过针灸刺激穴位，促进血液循环。针灸治疗的效果比较明显，针灸治疗期间要适当休息，不可以从事重体力劳动。

灼痛的病人可以采取以上几个方法来缓解疼痛，接受了有效的诊疗措施后，不仅可以缓解疼痛，还可以治疗疾病，越早治疗效果越好，拖延治疗或者治疗效果不佳，会给病人的身体造成严重的损害，治疗疾病时可多吃一些营养滋补的食物。

8. 肌痛和神经痛的区别是什么

肌痛和神经痛的区别如下。

（1）疼痛性质不同

肌痛一般以酸痛、胀痛较多见，神经痛多呈现阵发性刺痛、电击痛、刀割痛、牵涉痛，严重的神经痛病人会有疼痛分布区的皮肤感觉过敏或者痛觉超敏，部分病人会有感觉减退的症状。

（2）疼痛部位不同

肌痛大多位于肌肉附着点或者肌肉的主体部位，神经痛出现在受累的神经分布区，与具体的肌肉分布没有关系。

（3）疼痛时间不同

肌痛通常持续存在，运动时疼痛症状会加重，神经痛一般呈发作性，一次持续可以1～2秒，偶尔持续数分钟，并且间歇期没有疼痛发作。

知识点延伸

一、肌痛该如何缓解

1. 药物治疗

主要包括非甾体抗炎药与对因治疗的药物：

（1）非甾体抗炎药：通常可适当口服非甾体抗炎药，且建议短时间服用，避免胃肠道反应与肝肾功能损害。如布洛芬、双氯芬酸钠、洛索洛芬钠、塞来昔布、依托考昔等。另外注意根据疼痛程度、疼痛持续时间以及病程，选择合适疗程，注意疗程不宜过长。

（2）对因治疗的药物：治疗肌痛的重点在于寻找病因、去除病因。

2. 休息

有些病人肌痛可能是因为运动量较多，产生了乳酸堆积，这种情况可以多进行拉伸，并且注意休息，避免加重疼痛。

3. 按摩

通过按摩的方式可以使肌肉放松，促进肌肉血液循环，可以快速缓解肌痛。

4. 冷敷和热敷

除了按摩以外，在肌痛的急性期可以先冷敷，过了急性期后，再采取局部热敷的方式，可以有效缓解肌痛。

二、神经痛该如何缓解

神经痛可以见于多种情况，其治疗主要是病因治疗和对症治疗。病因治疗主要是针对不同的病因进行相应的治疗，如带状疱疹引起的神经痛可以给予抗病毒治疗；如果是焦虑紧张引起的神经痛一般可给予抗焦虑、抗抑郁的药物，如5-羟色胺再摄取抑制剂、度洛西汀等双通道的药物，都能明显地缓解症状。对症治疗主要采用止痛药，止痛药常可以选用卡马西平、奥卡西平、加巴喷丁、普瑞巴林等，对神经病理性疼痛都能收到比较好的治疗效果。但应该注意药物的副作用，尤其是卡马西平，服药后可能有些病人会出现头晕、嗜睡等症状，还会引起严重的剥脱性皮炎。

日常生活中，要注意缓解压力。很多人出现神经痛是因为压力过大，如果长期生活在压力过大的环境中会导致精神变得紧张，继而诱发神经痛。所以病人可以通过放松身心、转移注意力等方法来缓解神经痛。比如深呼吸、散步、欣赏风景、听轻音乐、做自己喜欢的事情等，都能很好地愉悦身心，转移自己对疼痛的关注，从而缓解疼痛。饮食中应给予足够的营养支持，也可以缓解神经痛。一般选择补充的是富含维生素B族的绿叶蔬菜和水果。按摩与热敷同样重要，有助于放松肌肉、舒缓神经、改善血液循环，对于缓解神经痛具有十分好的作用。如条件允许，可行针灸与电疗，对神经痛的缓解作用显著。

9. 怎样缓解疼痛

疼痛包括关节性疼痛、软组织性疼痛，或脊柱神经引起的疼痛。缓解疼痛有多种办法，不同的疼痛缓解方法不同，主要有以下几种情况。

1. 部分疼痛进行充分休息，可以得到缓解。

2. 部分疼痛通过理疗如针灸、推拿，也能够得到有效治疗。

3. 使用止痛药物，如非甾体抗炎药（包括双氯芬酸钠等），弱阿片类止痛药（包括曲马多），以及强阿片类止痛药［包括严重疼痛时使用的哌替啶（杜冷丁）、吗啡等］，都能够缓解疼痛。

4. 由机械压迫或机体病变引起的疼痛，可能需要选择微创手术或开放性手术来解决病灶导致的疼痛反应。

综上所述，疼痛可以用多种办法进行缓解，具体使用的办法要遵循由简单到复杂、由保守到开放的思路。根据此思路进行治疗，疼痛一般能够得到最大限度的缓解。

知识点延伸

有哪些常见止痛药

常见的止痛药主要分为非甾体抗炎药、弱阿片类止痛药、强阿片类止痛药。

1. 非甾体抗炎药

主要包括阿司匹林、布洛芬以及塞来昔布等。通常用于伤风、发热、肌肉酸痛等症状缓解，使用比较普遍，不具有依赖性。

2. 弱阿片类止痛药

主要以曲马多等药物为主，是人工合成止痛药。通常用于中等疼痛或术后缓解疼痛。

3. 强阿片类止痛药

主要包括吗啡、哌替啶等药物。通常用于晚期癌症病人，此类止痛药有严格的使用限制，长期使用会产生依赖。

在服用止痛药时还要注意用量，不能自己做主加减剂量。应在医生指导下服用，若疼痛症状没有缓解，应及时就医进行深入检查。

二、止痛药物怎么用

10. 尼美舒利分散片是止痛药吗

尼美舒利分散片有止痛作用，属于解热、镇痛、消炎药物，主要用于治疗损伤，类似于骨折脱位、软组织损伤、肌肉拉伤，甚至关节炎、风湿免疫性疾病、代谢性疾病，包括类风湿、痛风性关节炎等疾病，通常用于消除无菌性炎症，解除疼痛反应。

但是应该注意，尼美舒利分散片作为非甾体抗炎药，具有胃肠道刺激和心脏毒性等副作用，所以在服用其治疗疼痛时，也应该规避副作用对身体造成的影响。

知识点延伸

尼美舒利分散片有什么常见副作用

尼美舒利分散片是比较常用的一种非甾体抗炎药，对胃黏膜刺激比较明显，通常可能会出现一些胃部的不良反应，如呕吐、恶心、胃酸等症状。尼美舒利分散片具有良好的抗炎、镇痛、解热等作用，常用于治疗类风湿性关节炎、骨关节炎等疾病。建议病人在使用尼美舒利分散片前，应咨询医生再进行服用。

---

11. 怎么根据病情选择止痛药

止痛药大体上可以分非甾体抗炎药、弱阿片类止痛药、强阿片类止痛药，何种药物有效需根据不同病情选择，具体如下。

（1）软组织疼痛

可以选用非甾体抗炎药，在镇痛的同时可以治疗无菌性炎症。

（2）神经性疼痛

如三叉神经痛、舌咽神经痛等，是神经异常放电引起的疼痛反应，可能需要配合抑制神经放电的药物，如卡马西平、奥卡西平、普瑞巴林、加巴喷丁等进行疼痛治疗。

（3）疼痛强度较高

需要中枢性镇痛药，包括弱阿片类的曲马多，缓解疼痛对生活和情绪形成的困扰。

（4）癌性疼痛

癌性疼痛的疼痛强度比较高，用非甾体抗炎药或弱阿片类药物无法镇痛，在医生的指导下可以选择强阿片类止痛药物，如吗啡、哌替啶等。

知识点延伸

止痛药建议长期服用吗

止痛药是指作用于中枢神经系统缓解疼痛的药物，临床上一般不建议长期服用，口服止痛药建议3～7天。长期口服止痛药会对人体肝肾功能造成损伤，发生药物耐受或成瘾现象，导致止痛药对机体的镇痛作用减小，副作用增加。

长期服用止痛药会使机体产生药物耐受现象，停药后病人疼痛反而可能会加重，部分止痛药长期使用会造成成瘾现象，使病人对该药物有一定依赖性，且使用药物止痛容易掩盖疾病，不但不能从根本上解决问题，还会因为延误治疗时机而使病情加重。临床上常用的止痛药是非甾体抗炎药，此类药物具有解热镇痛的作用，但会对胃肠黏膜产生刺激甚至是伤害，长期口服损害胃肠黏膜，导致胃肠出血，甚至是胃肠穿孔等严重并发症，故有胃肠疾病的病人要慎用。

临床一些特殊严重疼痛的病人，如癌性疼痛病人、脊髓神经损伤后疼痛病人、肿瘤放化疗后疼痛病人，以及糖尿病周围神经病变引起疼痛的病人，需要长期口服止痛药缓解疼痛症状，其他短暂性疼痛的病人要根据实际情况在医生指导下使用止痛药。

12. 颈椎病有哪几种药能治

颈椎病的类型较多，包括神经根型颈椎病、颈型颈椎病、脊髓型颈椎病、椎动脉型颈椎病、交感神经型颈椎病，甚至两种或三种以上混合在一起的颈椎病。不同类型颈椎病选择的药物不同，如神经根型颈椎病导致神经根压迫，引起疼痛、麻木、无力等症状。这时在非甾体抗炎药如双氯芬酸钠的基础上使用神经营养药，甚至使用肌肉松弛药，再配合外用的药膏或膏药，以及活血、化瘀、除湿等药物的使用，可治疗神经根型颈椎病。

颈型颈椎病病人可服用葛根汤或外用双氯芬酸钠膏剂等，缓解颈型局部肌肉的疼痛症状。椎动脉型颈椎病是因为脑部供血障碍，形成了循环障碍，这时可选择改善脑循环的药物，包括氟桂利嗪、曲克芦丁（维脑路通）等。脊髓型颈椎病，宜使用营养神经细胞、促进神经纤维再生的药物治疗。

知识点延伸

一、颈椎病的大体分类有哪几种

根据不同组织结构受累而出现的不同临床表现，可将颈椎病分为颈型、神经根型、脊髓型和其他型。其中其他型涵盖既往分型中的椎动脉型颈椎病、交感神经型颈椎病。

二、颈椎病的常见治疗药物有哪些

颈椎病早期主要行非手术治疗，而且多数通过非手术治疗可以治愈。在进行牵引、固定治疗的同时，配合使用一些药物疗效更好。常配合应用非甾体抗炎药和肌肉松弛药、神经营养药等，如阿司匹林、布洛芬、环氧合酶 2 抑制剂、乙哌立松、甲钴胺等。

三、什么是脊髓型颈椎病

在各颈椎病亚型中，脊髓型颈椎病占颈椎病的 10%～15%。脊髓型颈椎病临床症状重、致残率高，且预后具有不确定性，是最严重的颈椎病亚型。脊髓型颈椎病是以颈椎和椎间盘退变为主要病理基础，相邻骨与软组织增生、钙化或退变，黄韧带增厚或向前皱褶，导致脊髓受压或供血障碍，出现颈部不适、精细动作困难、胸腹部裹束感、踏棉感、肢体乏力、麻木等脊髓、神经功能损害的症状和体征，严重者会出现二便异常，甚至四肢瘫痪。

13. 葛根汤是治疗颈椎病的好方法吗

葛根汤是用于治疗颈椎病的较好办法。葛根汤是经典的中药处方，主要组成是葛根，处方中还有大枣、甘草、芍药、桂枝等药物，主要起到发汗、解表、祛寒、除湿的作用，能够缓解颈项部僵硬感以及上肢发麻的感觉。对于颈型颈椎病和神经根型颈椎病，服用葛根汤能起到较好的治疗作用。

现代医学研究发现，葛根汤能够促进局部血液循环，缓解肌肉的紧张状态，解除肌肉痉挛的情况。还能够促进局部的炎性物质代谢，从而可以减轻颈椎病的临床症状。

知识点延伸

一、从中医的角度来了解颈椎病

颈椎病诱发因素包括长期劳损、不良姿势等，因神经长期受到压迫，使得自主神经功能、运动功能、感觉功能发生异常。颈椎病属于中医的痹证，常常是由于外伤，气、血虚，以及感受风寒、湿邪所致，而出现头昏、目眩、耳鸣等，多与痰浊、肝风、虚损有关。颈椎病中医辨证分型可以分为以下几种证型：

1. 寒湿痹阻型

由于风、寒、湿三种外邪侵入身体流注经络，导致气血运行不畅而引起肢体与关节疼痛、酸麻及屈伸不利等，主要症状是头痛或者是后枕部疼痛、颈椎活动受限、怕冷。

2. 痰瘀阻络型

证候相当广泛，在人体不同部位可引发不同的症状，痰湿上逆头部多见眩晕；阻于四肢者多见于四肢麻木、疼痛；临床所见风痰引起的呕吐、头晕、突然跌倒、四肢麻木及由寒痰引起的骨痹刺痛、四肢不举、厥冷等症状。包括椎动脉型、交感神经型颈椎病等诸多症状，主要表现为颈项部刺痛，痛有定处、夜间疼痛比较明显，会伴有上肢麻木或者头晕、恶心、呕吐等。

3. 肝肾亏虚、气血不足型

多久病体弱、肝血不足、肾精亏损、经脉失于濡养，可致肢体筋膜弛缓、手足痿弱无力、不能随意活动、肝肾不足、气血亏虚，除了引起肢体不利的症状外，还会伴有头晕、目眩等。

二、葛根汤为什么能够缓解疼痛

颈椎病病因、病机是湿、寒、风等外邪侵袭，营卫失调，经络痹阻，筋脉失养，气血不足，气血瘀滞，继而引起肝肾亏虚，不通则痛，最终诱发疾病，当以舒经活血、去湿除寒治疗。葛根汤药方中，葛根具有通经活络、生津止渴功效；生姜、麻黄具有祛风通络功效；桂枝具有温通经脉功效；大枣、甘草具有健脾益气功效；芍药具有缓急止痛功效。以上诸药共用，起舒筋强骨、温通气血作用，且具祛邪、止痛、解肌三重功效，可标本兼治。葛根汤可以用来治疗颈椎病，对颈椎病的康复具有非常重要的作用。葛根汤可以有效消除局部炎症因子，可以促进颈椎周围的血液循环，改善颈部肌肉和筋膜的血液循环，从而缓解颈椎和颈部肌肉的无菌性炎症，继而缓解局部疼痛，还可以加速营养物质的供应，有效地消除代谢产物。

葛根汤还可以减轻椎管内的压力，减轻神经根肿胀的程度，因此可以缓解神经根型颈椎病所引起的上肢放射性痛和手部麻木。出现椎动脉型颈椎病和脊髓型颈椎病时，使用葛根汤的治疗效果并不明显，一般这两种颈椎病多选用手术治疗才可以彻底解决问题。

14. 经常吃止痛药会怎样

止痛药分多种类型，都可能会有一定的副作用，具体如下。

（1）非甾体抗炎药

可以引起胃肠道的反应和心脏毒性，长期服用非甾体抗炎药，可能造成胃肠道刺激，包括胃炎、胃溃疡、胃出血等，还有心绞痛等心脏疾患。

（2）阿片类药物

弱阿片类药物有曲马多，强阿片类药物有吗啡、哌替啶，主要的副作用是成瘾性和中枢干扰，可能对呼吸形成抑制。

（3）离子通道拮抗剂

包括治疗神经疼痛的药物，如卡马西平、奥卡西平、普瑞巴林、加巴喷丁等，通常对肝脏和肾脏的损伤较大，还可能导致嗜睡。

知识点延伸

不同种类的止痛药带来的副作用

止痛药吃多了可能会刺激胃肠道，影响肝肾功能，导致凝血功能障碍，减少白细胞生成，出现过敏反应，止痛效果减退，产生药物依赖性等问题，建议病人不要随意服用止痛药。

1. 刺激胃肠道

止痛药有一定的刺激性，可能会直接作用于胃肠黏膜，大量摄入止痛药可能会导致胃肠黏膜损伤，或者引起浅表性胃炎、萎缩性胃炎等情况，使病人出现恶心、呕吐、腹痛、食欲下降等症状，还可能会造成溃疡、出血甚至是穿孔的情况。

2. 影响肝肾功能

止痛药一般通过肝、肾代谢排出，长时间大量使用止痛药可能会导致体内的转氨酶升高，或者出现药物性肝炎的情况，还会增加肝、肾的负担，导致肝肾功能不全甚至是衰竭的情况。

3. 导致凝血功能障碍

止痛药的种类较多，如果服用的是水杨酸类止痛药，如阿司匹林片等，可能会抑制凝血酶原在肝内的合成，使凝血酶原在血中含量下降，还能抑制血小板聚集，使凝血时间延长，凝血功能受影响，从而引起出血倾向。

4. 减少白细胞生成

部分止痛药可能会引起白细胞生成减少，甚至导致粒细胞缺乏症，如安乃近片、保泰松片、吲哚美辛胶囊等。

5. 出现过敏反应

出现过敏反应的情况可能与个人体质有关，部分病人会对止痛药中的成分过敏，引起过敏性皮炎或者皮疹等情况，例如美洛昔康片、塞来昔布胶囊等药物，也可能会引起哮喘、血管神经性水肿或荨麻疹等。

6. 止痛效果减退

长期大量服用止痛药以后病人通常会出现耐药性，导致止痛效果下降，并由于耐药性或病情的进展，导致病人逐渐需服用更大剂量的药物。

7. 产生药物依赖性

阿片类镇痛药和非阿片类中枢性镇痛药，能够快速起到止痛作用，如果停药，疼痛症状就会加重，使病人疼痛难忍，从而造成药物依赖性或药物成瘾。

所以说病人在服药时一定要按照医生所给的处方服用，若疼痛持续不缓解，建议病人到医院就诊，明确疼痛的原因，进行针对性用药。

15. 吃完止痛药可以喝酒吗

吃完止痛药不能喝酒。非甾体类抗炎药以及中枢性镇痛药等止痛药，都具有胃肠刺激的作用。吃了止痛片后喝酒，对胃肠的刺激比较大。部分止痛药对心脏有刺激，喝酒后，会加重心脏和神经副反应。中枢性镇痛药可以起到中枢镇静的作用，酒精也有抑制神经兴奋的作用，二者叠加起来，对中枢的影响比较大。

吃完止痛药后，坚决不能饮酒，止疼药要在饭后 20～30min 服用，可以减少药物的胃肠刺激等副反应。服用止痛药后，对胃肠有刺激和有中枢镇静作用的食品或者饮料，都是不能食用的。

知识点延伸

一、常见的止痛药有哪些

常见的止痛药有阿司匹林、布洛芬等，阿司匹林和布洛芬会对胃肠黏膜造成刺激。病人服用后可以吃保护胃肠的食物，而且吃止痛药时要慎重，不要经常吃，否则会产生依赖性。止痛药除了对胃肠黏膜有刺激，对肝脏也有损害。在吃完药物之后，可以适当的多喝热水促进新陈代谢，有助于药物的消化和吸收。

二、吃完止痛药喝酒会有什么危害

止痛药有多种，其组成成分各不相同，有的是单一成分，如布洛芬，有的是复合成分，还有的是中药类别的止痛药。有很多止痛药的成分能与酒精发生反应，对人体产生不良影响，甚至危及生命。同时，有很多止痛药对胃黏膜有刺激，而酒精能加重这种刺激的强度，引发急性胃溃疡、胃出血等严重并发症，甚至诱发胃穿孔。

临床上常用的口服止痛药包括非甾体抗炎药，如布洛芬、扑热息痛等，以及中枢性镇痛药，如曲马多等。服用完止痛药是不建议喝酒的，此时喝酒，可能带来的危害包括以下几种：

1. 服用扑热息痛、非那西丁，大量喝酒会导致肝脏损伤。

2. 服用阿司匹林、布洛芬后喝酒，会加重对胃部的刺激，严重的可能会引起胃溃疡、胃出血。

3. 服用盐酸羟考酮后喝酒，会增加药物的镇静作用，导致病人血压下降、昏迷、休克，甚至抑制呼吸危及生命。

4. 酒精会加速病人血液流动，加速药物代谢。

另外，酒精对止痛药也有一定的解药作用，所以服用止痛药喝酒会使药物的药效降低，在临床上建议服用止痛药后至少休息 12h 后再喝酒，同时浓茶、咖啡、海鲜等食物也尽量不要吃，以免影响药物的作用，造成严重的不良反应。

16. 桂枝能止痛吗

桂枝，樟科植物肉桂的干燥嫩枝，主要产于广东、广西、云南、福建等地；味辛、甘，性温，入膀胱、心、肺经，具有发汗解肌、温通经脉、助阳化气、平冲降气之效。桂枝具有一定的止痛作用，桂枝为中药里温经、散寒、解表的药物，适用于肌肉僵硬、风寒引起的疼痛反应病人，在临床中桂枝作为单味药物，需要联合组方使用，根据不同类型的疼痛进行分析，具体如下。

（1）颈椎痛、颈项部痛

可以选择葛根汤，除桂枝外，葛根、大枣、甘草、芍药等联合使用起到温经、散寒、通络作用，同时也起到止痛作用。

（2）腰背痛、关节痛

需要加入补益肝肾、祛风除湿的药物进行组方治疗，才能把桂枝的止痛效果发挥得更好。

知识点延伸

一、桂枝与其他药物配伍有什么功效

古代医家把中药的配伍关系总结为：单行、相须、相使、相畏、相恶、相反、相杀。药对是中药配伍中的一种形式，是除单行外其他六种配伍形式的集中体现。药对不是两味药物的随意结合，而是按照中医理法，在历代医疗实践中，逐步形成和固定下来的用药规律和用药经验。桂枝本有辛温发散之效，与其他药物组成药对后能发挥更多作用，如桂枝配芍药，调和营卫；配麻黄，辛温发汗；配甘草，温通心阳；配附子，温经除湿；配茯苓，化气行水；配桃仁，通脉行瘀；配柴胡，双解二阳；配饴糖，温中补虚。

二、桂枝能外用吗

桂枝可治筋骨疼痛、健腰膝，搭配行血、去瘀止痛的红花，研末外敷可消肿止痛，治疗软组织损伤。有医者用醋调和桂枝、泽兰、苏木等制成洗剂，以温通经脉、活血祛瘀之效治疗骨关节炎，缓解疼痛、消退肿胀。另外外敷桂枝末也有治疗遗尿、头痛、寒疝腹痛及妇科痛症的应用记载。

三、祖国医学中疼痛的原因是什么

祖国医学注重调节人体机能的平衡，"不通则痛"意指血脉经络不通畅，瘀滞阻塞造成疼痛；"不容则痛"意指组织脏腑缺少气血津液滋养，精气亏耗导致疼痛；两者相互影响互为根本。寒邪凝滞、湿邪重着、瘀血阻滞等可导致"不通则痛"；气血不足、中阳衰微等可致"不容则痛"，通过辨病辨证，合适的桂枝药对配伍能治疗对应证型的疼痛。

四、桂类还有哪些药材

祖国医学中除了桂枝，还有肉桂、桂心等桂类药物：肉桂别名桂皮，为樟科植物肉桂的干皮及枝皮，主入肾、脾、膀胱经，能补元阳、温脾胃、除积冷、通血脉；而桂心是肉桂中的一种，肉桂为桂树的皮，干燥后为桶状，称"桂通"，而"桂心"系去掉外层粗皮的"桂通"，也写作"桂辛"，其性味辛甘热，具有引血化汗化脓、内托痛疽痘疮、益精明目、消瘀生肌等功效。

17. 布洛芬服用后多久开始止痛

布洛芬为常用的一类非甾体抗炎药，针对大多数损伤性疼痛、炎性疼痛病人，通常在口服 1～2h 后起效，作用大约可以维持 12h，所以一般建议病人每隔 12h 口服一次。

布洛芬存在不同制剂，如颗粒、缓释片、分散片、外用制剂等。具体缓解疼痛效果的时间可根据疼痛程度、位置、原因、类型进行细化性判断。

知识点延伸

一、布洛芬的适应证是什么

布洛芬（ibuprofen）为解热镇痛类非甾体抗炎药，通过抑制环氧化酶，减少前列腺素的合成，产生镇痛、抗炎作用；通过下丘脑体温调节中枢而起解热作用。用于缓解轻至中度疼痛如头痛、关节痛、偏头痛、牙痛、肌肉痛、神经痛、痛经等。也用于普通感冒或流行性感冒引起的发热及治疗风湿性关节炎、类风湿性关节炎、骨关节炎、强直性脊柱炎和神经炎等。

二、服用布洛芬需要注意什么

服用布洛芬请注意以下几点：

1. 孕妇及哺乳期妇女、对非甾体抗炎药过敏者、对阿司匹林过敏的哮喘病人禁用。

2. 60 岁以上，有支气管哮喘、肝肾功能不全、凝血机制或血小板功能障碍（如患血友病）等情况者慎用。

3. 消化性溃疡史、胃肠出血、心功能不全、高血压等病人应在医师指导下使用。

4. 不应与其他解热镇痛抗炎的药物联合使用（如某些复方抗感冒药）。

5. 用药期间不得饮酒或饮用含有酒精的饮料。

6. 用药期间如出现胃肠出血、肝肾功能损害、尿中带血、视力模糊、胸痛乏力、气短等情况，应及时停药并就医。

7. 布洛芬作为对症治疗药，不宜长期或大量使用，用于止痛不得超过 5 天，用于解热不得超过 3 天，如症状不缓解，请及时就医。过量服药可能会引起头痛、呕吐、疲倦嗜睡、低血压、过敏或肝肾功能损害等。

三、布洛芬有什么不良反应

1. 少数病人可出现恶心、呕吐、胃烧灼感或轻度消化不良、胃肠溃疡及出血、转氨酶升高、头痛、头晕、耳鸣、视力模糊、精神紧张、嗜睡、下肢水肿或体重骤增。

2. 罕见皮疹、荨麻疹、瘙痒、极罕见严重皮肤过敏反应，剥脱性皮炎、史-约综合征或大疱性皮肤病，如多形红斑和中毒性表皮坏死松解症。

3. 罕见过敏性肾炎、膀胱炎、肾病综合征、肾乳头坏死或肾功能衰竭，尤其注意在长期使用时，通常伴有血清尿素水平升高和水肿。罕见支气管痉挛。

4. 有肠道疾病，如溃疡性结肠炎和克罗恩病既往史者，有可能加重病情。

5. 极罕见造血障碍（贫血、白细胞减少症、血小板减少症、全血细胞减少症、粒细胞缺乏症，初始症状为发热、咽喉痛、浅表性口腔溃疡、流感样症状、重度疲劳、出现原因不明的瘀伤或出血）或肝病。

6. 极罕见严重过敏反应，症状包括：面部、舌和咽喉水肿、呼吸困难、心动过速、低血压（过敏反应、血管性水肿或休克）。

7. 用非甾体抗炎药治疗，有出现水肿、高血压和心力衰竭的报道。

8. 在自身免疫性疾病病人中（如系统性红斑狼疮、混合性结缔组织病）。布洛芬治疗期间有发生无菌性脑膜炎症状的个别案例，如颈强直、头痛、恶心、呕吐、发热或意识混乱。

18. 吃了止痛药后多久见效

病人服用止痛药后，通常1～2h可以起到止痛效果。以常用止痛药布洛芬为例，一般服药后1～2h可以开始起效，继而产生较好的止痛效果，维持效果的时间约12h。

不同的止痛药起效时间会存在一定的差异。不同的剂型，起效时间和作用时间也有不同，比如缓释剂可能维持时间较长，分散片可能会较快起效，另外还有颗粒剂、外用制剂等。医生需要结合具体的用药说明，对止痛效果进行判断。

知识点延伸

一、该如何选择止痛药

疼痛不仅会影响人们的生活质量，长期疼痛还会引起心理疾病。若病人不及时治疗，长期的普遍局部疼痛会变成复杂的中枢性疼痛或者局部疼痛综合征，进而成为比较难治的疼痛性疾病。

常见止痛药有非甾体抗炎药以及中枢性镇痛药。其中非甾体抗炎药的止痛能力较弱，适合于疼痛比较轻微的病人。若疼痛剧烈，如创伤性疼痛、内脏剧痛、癌性疼痛等病人则需要使用以吗啡为代表的药物，包括哌替啶（杜冷丁）、盐酸布桂嗪（强痛定）等中枢性镇痛药。

二、有哪些针对软组织疼痛的非药物止痛方法

1. 超短波治疗

对软组织的炎症疼痛以及受凉、受寒引起的肌肉痉挛可以起到较好效果。

2. 微波治疗

对急性炎症性的疼痛有较好效果。

3. 冲击波治疗

对跟骨下骨刺、腱鞘炎、跟腱炎等有较好治疗效果。

4. 超声中频电治疗

针对周围软组织，比如颈椎、腰椎肌肉痉挛产生的疼痛有良好的效果。

5. 中医理疗法

祖国医学中，针灸可用于治疗神经性疼痛，推拿、按摩则能松解软组织，正骨手法可纠正错位关节。

6. 其他理疗方法

如蜡疗、热敷，对于受凉、受寒引起的肌肉痉挛疼痛有比较好的效果。

19. 长期服用止痛药的危害有哪些

长期服用止痛药，对身体危害较大，具体如下。

（1）影响胃肠功能

病人长期服用非甾体抗炎药较为常见，通常会造成胃肠黏膜破坏，如溃破、炎症、穿孔等，甚至有些病人会出现胃肠出血。

（2）影响肝肾功能

长期服用止痛药物，会对肝、肾功能造成影响，病人需要监测肝、肾功能的情况。

（3）影响心脏功能

有些病人长期服用止痛药，会出现心脏功能下降、机能减退等现象。

知识点延伸

一、长期服用止痛药会有依赖性吗

一般情况下，长期服用止痛药会有一定的依赖性，包括心理依赖性和生理依赖性。

1. 心理依赖性

长期服用止痛药，会产生一种吃药后疼痛会缓解的自我心理暗示，以至于每次疼痛，都觉得需要靠药物才能缓解。即疼痛症状本身已经减轻了，但机体却对止痛药物产生了持续性的心理需求，因此出现了心理依赖性。

2. 生理依赖性

止痛药是通过抑制神经末梢的传感系统来麻痹神经发挥其止痛作用的，可起到缓解疼痛的作用，长期服用之后停药，身体可能会难以适应，导致疼痛加重难以忍受，对止痛药的需求感增加，即为生理依赖性。

阿片类止痛药、毒麻类止痛药使用过多，会对肝脏造成较大的伤害，还具有一定的成瘾性，阿片类止痛药成瘾表现为：用药一段时间后，突然停用后出现的流涕、流泪、打哈欠、出汗、腹泻、失眠及焦虑、烦躁等一系列的戒断症状。戒断症状可以通过逐渐减少药量来避免。

二、服用止痛药应注意什么

无论服用什么药物都要按时按量，止痛药也不例外。只有按时按量服用止痛药才能控制疼痛。控制住疼痛后，病人也不能私自停药，应咨询医生，根据医生的建议逐渐降低服用剂量或者停药。部分病人只在出现疼痛症状时服药，这样不仅控制不住疼痛，还有可能导致戒断综合征，进而加重疼痛症状。私自调整服药剂量，不仅无法有效控制疼痛，还会加重不良反应。

部分病人出现身体疼痛时会随意服用止痛药，直到药物没有止痛作用时才会着急去医院就医，这样往往会错过治疗疾病的最佳时间。腹腔里有较多的重要脏器，当腹部出现疼痛时，常常无法确定由哪个脏器引起，镇痛药物虽能暂时缓解疼痛症状，但也会掩盖疼痛原因，不利于医生诊断病情。

三、神经痛是怎样的痛

20. 什么是神经痛？

神经痛是指在没有外界刺激的情况下，因原发性病变，功能障碍或外周或中枢神经系统的短暂性扰动引起的自发性疼痛。大多数患者主诉为持续性或间歇性自发性疼痛，如灼痛、刺痛、挤压性疼痛，可能伴有诱发性疼痛。诱发性疼痛可能扩散到邻近区域。

知识点延伸

神经痛的常见病因

三叉神经痛：三叉神经痛多发生于中老年人。

三叉神经痛是一种特殊类型的面部疼痛，累及三叉神经的一个或多个分支。在咀嚼、触摸、刷牙或洗脸可能引起阵发性发作。常见于炎性浸润、动脉粥样硬化压迫以及脑桥小脑角肿瘤、三叉神经节肿瘤和多发性硬化等，累及三叉神经导致疼痛。

坐骨神经痛：多因腰椎间盘突出或脊柱退行性病变所致的神经根压迫，继而引发疼痛。也见于妊娠、糖尿病、肿瘤压迫等。久坐、长时间站立、扛重物等会加重坐骨神经痛的症状。

枕大神经痛：枕大神经分布范围内的神经受损，引发反复发作的阵发性、短暂性电击样痛或闪电样痛，患者头颈部活动受限且后枕部感觉减退。常见于神经炎、寰枢椎病变、上呼吸道感染、风湿病、糖尿病等。

---

21. 单侧耳后神经痛怎么办

病人单侧耳后出现神经痛，需要区分是枕大神经痛、枕小神经痛还是耳大神经痛。这些神经痛都源于皮肤上支配皮肤的神经，即皮神经疼痛，通常将其归结于颈源性疼痛。一般是因为颈椎刺激到枕大神经、枕小神经、耳大神经等区域，引起局部皮肤神经分布区出现疼痛。此时需要针对神经痛予以治疗，具体治疗如下。

（1）理疗

如红外线治疗（烤电治疗）等。

（2）药物治疗

可遵医嘱使用卡马西平、奥卡西平、普瑞巴林，或外用利多卡因贴剂等缓解神经痛。

（3）神经阻滞

部分神经痛比较顽固，可以选择神经阻滞缓解神经异常放电情况。

（4）缓解神经压迫

针对颈椎病引起的疼痛，也可以从缓解颈椎对神经的压迫角度进行颈椎治疗，比如采用牵引、微创、推拿、针灸等相关治疗。

综上所述，一般经过系统且规范化的治疗后，单侧耳后神经痛常能得到有效控制。

知识点延伸

一、卡马西平是什么

卡马西平属于抗惊厥药。

惊厥是由各种原因引起的中枢神经过度兴奋的一种症状，表现为全身骨骼肌不自主地强烈收缩。

癫痫是一类慢性、反复性、突然发作性大脑功能失调为特征的疾病，其特征为脑神经元突发性异常高频率放电并向周围扩散。因异常放电神经元所在部位（病灶）不同和扩散范围不同，临床表现为不同的运动、感觉、意识和自主神经功能紊乱症状。惊厥是由于中枢神经系统与运动相关神经元过度兴奋，所引起的骨骼肌阵挛性或强直性收缩；癫痫则是以惊厥为主要症状的中枢神经系统疾病。抗惊厥药一部分具有抗癫痫作用，抗癫痫药一部分用于抗惊厥。实际上用于神经痛或慢性疼痛的药物，主要属于抗癫痫药范畴，只是习惯上还叫作抗惊厥药。

抗惊厥药用于抗癫痫不久就开始用来治疗神经病理性疼痛，原因是惊厥、癫痫和神经病理性疼痛都与神经元过度兴奋有关，都与电压门控钠离子和（或）钙离子通道的分子和功能变化有关。而卡马西平正是临床上应用的可以直接阻断电压门控钠离子通道的抗惊厥药。

二、什么叫作神经阻滞

直接在神经干、丛的末梢以及脑脊神经根、交感神经节等神经组织内或附近注射药物或给予物理刺激而阻断神经传导功能称为神经阻滞。神经阻滞包括化学性阻滞和物理性阻滞两种。化学性神经阻滞技术主要采用化学药物可逆或不可逆地阻断神经传导功能，可用于手术中镇痛，同时也是慢性疼痛治疗中常用的手段。

使用常规的局部麻醉药进行的神经阻滞一般是可逆的，随着药物作用的消失，局部已被阻断的神经传导功能又逐渐恢复。但为了一定的治疗目的而使用高浓度的局部麻醉药或神经破坏药物进行的神经阻滞，可较长时间甚至永久性地（不可逆地）阻断神经传导功能，这种神经毁损性阻滞也被称为神经破坏性阻滞。一般性神经阻滞主要治疗良性疼痛性疾病，而神经破坏性阻滞主要用于治疗癌症疼痛、三叉神经痛或带状疱疹后遗神经痛等恶性疼痛。

22.什么是带状疱疹

带状疱疹是一种影响神经和皮肤的感染性疾病，由水痘-带状疱疹病毒引起，由于皮疹呈带状分布，所以叫作带状疱疹。此类疾病有一定的传染性。带状疱疹的皮疹通常发生在身体一侧，表现为沿着周围神经走向成群分布的水泡，不跨过身体的中线，可发生于头面部、颈、胸、腹部及四肢。

带状疱疹起病往往是由于儿时患过水痘导致水痘-带状疱疹病毒潜伏在体内，当成人抵抗力下降时，潜伏的病毒再度活跃，沿着感觉神经感染，发展为带状疱疹。会出现神经痛，也会出现皮疹。

带状疱疹的主要症状是疼痛，随后出现皮疹，主要是丘疱疹和水疱。

带状疱疹发病机制是由于水痘-带状疱疹病毒在感觉神经节内复制，出现感觉神经末梢病理性改变，进而导致神经节坏死，临床治疗多以药物治疗为主，可在一定程度上改善病人症状，但部分病人由于免疫力低下，皮疹消失后可出现反复、长时间疼痛，进而导致后遗神经痛发生，出现烧灼样、电击样、刀割样等疼痛，严重扰乱病人的睡眠和情绪，影响其工作和日常生活。

多数带状疱疹发生在50岁以上的中老年人群，经治疗后仍有一定的复发风险，进而可增加后遗神经痛在带状疱疹病人中发生的概率。因此对中老年且免疫力低下的病人，要嘱其注意营养摄入均衡、充足，坚持有氧运动，保证充沛的睡眠，保持良好的心情，进而提高自身免疫力，有助于降低后遗神经痛的发生率。带状疱疹发生发展过程中可伴有不同程度的皮肤损伤，当疾病处于急性期、皮损面积较大且皮损较为严重时，可出现明显的钝痛、抽搐或跳痛，与其他物品接触后，会增加机体感染的发生，进而增加后遗神经痛在带状疱疹病人中发生的风险。

知识点延伸

如何预防带状疱疹

1. 一般措施

成年人50岁后带状疱疹发病风险急剧上升。因此，提高该群体抵抗力是首要预防措施。提倡健康生活方式，保持心情愉快、作息规律和饮食清淡营养，适度体育锻炼，积极治疗基础疾病。因带状疱疹病人的水疱液含有感染性病毒，应采取接触隔离措施以防止接触者感染。对免疫力低下的播散性带状疱疹病人还应采取呼吸道隔离措施直至皮损结痂脱落。

2. 带状疱疹疫苗

经大规模多中心临床试验验证，50～59岁免疫功能正常人群接种疫苗后带状疱疹发病率降低69.8%。因此，通过接种疫苗激发机体病毒特异性免疫是预防带状疱疹的关键。

23. 带状疱疹后遗神经痛会自愈吗

带状疱疹后遗神经痛一般迁延难愈，老年病人病情进展较慢，通常自愈可能性较小，但抵抗力较强的年轻病人，自愈可能性较大。带状疱疹为一种常见病，一般运用抗病毒药物、增强免疫药物，能较快治愈。

患带状疱疹后，病人需要增强免疫力、锻炼身体、增强体质、改善睡眠、保证良好的生活心态，缓解睡眠障碍和情绪障碍。如果上述方面调节好，后遗神经痛才有自愈的可能性。

知识点延伸

带状疱疹后遗神经痛的表现

带状疱疹后遗神经痛的典型症状包括皮肤疼痛、皮肤痛觉超敏、皮肤感觉异常，情绪障碍和睡眠障碍是本病的常见并发症。

1. 皮肤疼痛

病人神经痛多发生在既往皮损出现部位，一侧胸肋部和面部较常见，多数病人疼痛范围可有扩大。有的病人略觉疼痛，有的剧痛难忍，可为灼痛、刀割痛、针刺痛，疼痛程度不一。老年人或免疫功能低下的病人疼痛的时间长，可延续数月甚至数年之久。少数病人还有暂时的运动神经障碍而软弱无力或轻度瘫痪，肢体完全瘫痪者很难恢复。

2. 皮肤痛觉超敏

病人出现皮肤疼痛敏感的症状，表现为轻微刺激即可引发皮肤剧烈疼痛，如穿衣服、洗脸、洗手等动作都能引起皮肤的刺痛。

3. 皮肤感觉异常

病人疱疹愈合部位会出现感觉异常，表现为皮肤麻木感、刺激感，像有蚂蚁爬过。部分病人出现对温度感觉异常，或疼痛感觉障碍。

---

24. 带状疱疹会复发吗

带状疱疹一般不会复发。

带状疱疹是由于潜伏在神经节中的水痘-带状疱疹病毒再激活所引起的，在带状疱疹痊愈后，病人体内通常会产生针对水痘-带状疱疹病毒的特异性抗体，当病人再次感染水痘-带状疱疹病毒时，这种特异性抗体就会中和病毒、阻断病毒入侵，从而防止带状疱疹复发。

需要注意的是，虽然带状疱疹属于一种终身免疫性疾病，一般只会发生一次，但是临床上也会偶尔出现复发的病例，这种情况可能与病人抵抗力较弱有关。另外，单纯疱疹可发生于面部或身体其他部位，表现为集簇状的丘疱疹，易反复发作，常与带状疱疹混淆，因此，一旦带状疱疹痊愈后出现了反复发作的皮疹，应该及时前往医院的皮肤科就诊，明确是否为单纯疱疹，并进行相应治疗。

> **知识点延伸**
>
> **带状疱疹还会有哪些后遗症**
>
> 老年或免疫力低下病人可出现带状疱疹反复发作，皮损播散或伴细菌感染或呈疣状增生，也可致病毒耐药。严重者甚至累及肺部、胃肠、脑部等多个器官，在带状疱疹皮疹出现前可发生肝炎、胰腺炎、肺炎、心肌炎、食管炎或消化性溃疡，容易误诊。

25. 缓解和治疗带状疱疹后遗神经痛的方法有哪些

带状疱疹为中老年人常患的一种疾病，疱疹本身不可怕，但带状疱疹引起的后遗神经痛，为疼痛较剧烈的一种疾病，号称"疼痛之王"，说明其较顽固、难以治愈。带状疱疹后遗神经痛通常有以下几种治疗措施。

（1）药物治疗

在早期应该积极地进行抗病毒治疗，比如使用阿昔洛韦、伐昔洛韦等抑制疱疹病毒对神经的损伤，这样对于神经痛具有一定的治疗作用。可以使用维生素 B_1、维生素 B_{12} 等神经营养药，促进损伤神经的修复。

病人可以口服抑制钙通道阻滞剂，如加巴喷丁、普瑞巴林，及早医治中枢敏化和外周敏化的状态；病人也可以局部外用抑制疼痛药物，如利多卡因贴剂、丁卡因贴剂或者膏剂等，缓解局部皮肤慢性疼痛的干扰，但有时会造成外周敏化的状态。此外带状疱疹后遗神经痛，一般会影响病人的情绪和睡眠，可以对症使用治疗抑郁的药物，或者增加改善睡眠的药物，如氯硝西泮、阿昔唑仑片（佳乐定）、艾司唑仑片（舒乐安定）等。只有规范用药物治疗，才能取得较好的疗效。

（2）干预治疗

对顽固的带状疱疹后遗神经痛病人，除药物治疗外，可能需要外周干预，包括神经干预、神经调制，如射频调控对神经节的末梢神经进行治疗，甚至病人还需要使用吗啡泵、脊髓电刺激等手段进行治疗。采取理疗手段如中医针灸等对神经的恢复也有一定的帮助。

带状疱疹后遗神经痛越早治疗越好，病人应该引起高度重视，治疗手段应该遵循早治疗、早干预、由简单到复杂、由保守到微创。

> **知识点延伸**
>
> **为什么糖尿病病人带状疱疹后遗神经痛更严重**
>
> 糖尿病病人机体免疫力低下，新陈代谢缓慢，损伤的神经所需要的营养因子缺乏，使神经再生较正常人缓慢，故疼痛要比一般带状疱疹病人时间更长、更严重，更容易发生后遗神经痛。

26. 什么是三叉神经痛

三叉神经痛又名痛性抽搐，是最常见的脑神经疾病，指局限在三叉神经支配区内的一种反复发作的短暂性、阵发性疼痛。中老年人是主要的发病群体，女性的发病率大于男性。

三叉神经痛按照病因分为原发性三叉神经痛和继发性三叉神经痛。原发性三叉神经痛又称为特发性三叉神经痛，病因尚未完全明了，目前公认的发病机制是多种原因引起的血管搏动性压迫。诱发因素包括：神经损伤、遗传倾向、精神压力、免疫因素等。继发性三叉神经痛又称症状三叉神经痛，指有明确病因如肿瘤压迫或者刺激三叉神经引起的面部疼痛。

知识点延伸

一、三叉神经痛的症状

三叉神经痛是一种反复发作的短暂性、阵发性疼痛，呈点击样、刀割样以及撕裂样剧痛，每次的持续时间为数秒到数十秒不等，并且会突发突止。原发性三叉神经痛表现为原发三叉神经分布的区域内反复发作的短暂性呈电击样、刀割样疼痛等症状，发作严重的时候有同侧面肌抽搐、面部潮红、流泪以及流涎等症状。继发性三叉神经痛常会伴有三叉神经麻痹的表现，如面部感觉减退、患侧咀嚼肌瘫痪、咬合无力等症状。

二、三叉神经痛会危及生命吗

绝大多数的三叉神经痛是不会引起生命危险的。三叉神经痛是以一侧面部反复发作的剧烈疼痛为主要临床表现，严重影响病人的生活质量，但通过治疗多数可以缓解，并不会导致生命危险。但是，有一小部分的三叉神经痛是因为颅内肿瘤压迫三叉神经引起的，比如三叉神经鞘瘤等肿瘤，这种情况还是有较大的危险的。所以，三叉神经痛病人应进行头颅影像学检查。

必要时可以进行三叉神经反射电生理学检测（检测脑神经是否受损，当三叉神经分布区感觉减退或者双侧发病可能有助于诊断原发性三叉神经痛），头部CT和磁共振成像（MRI）（诊断颅脑是否存在占位或者压迫，可以鉴别原发性和继发性三叉神经痛）等检查来辅助诊断。三叉神经痛晚期会有剧烈疼痛的症状，并且间隔的时间非常短暂，在疼痛的时候很有可能会出现不能说话以及不能吃饭的现象。

27. 三叉神经痛怎么治疗

三叉神经痛因其剧烈、顽固、反复性疼痛，被称为"天下第一痛"，呈针扎样、刀割样、火烧样或电击样痛，疼痛呈间歇性，发作时间从几秒钟至几分钟不等。两次发作之间疼痛缓解甚至消失。随着疾病发展，疼痛时间越来越长，间歇期越来越短。

疼痛可自发，也可由说话、咀嚼、刷牙和洗脸等面部随意运动或触摸上唇、鼻旁、眼眶上下和口腔牙龈等处而被诱发。本病多见于中老年人，高峰年龄在48～69岁，且女性居多，在劳累、情绪波动、抵抗力下降时发作严重。

目前三叉神经痛的治疗方法有很多，首选药物治疗，可在医生指导下使用卡马西平、奥卡西平、苯妥英钠、加巴喷丁、甲钴胺等。祖国医学则需要根据辨证来选择不同的方药论治，如风痰阻络证选用半夏白术天麻汤加减，阴虚阳亢证选用镇肝熄风汤加减，肝火上炎证选用龙胆泻肝汤加减。野木瓜片、颅痛宁颗粒、汉桃叶片等中成药也对三叉神经痛有较好的治疗效果。

如病人长期用药久治不愈或因药物副作用不能继续服药，往往需要外科治疗：对于年龄较轻、身体状况好，症状典型或者其他治疗复发的病人可将微血管减压术作为首选治疗方式。射频消融术则是患有多发性硬化症、因年龄或合并症而不能接受开颅手术的病人，以及高分辨率影像检查显示无明显神经血管接触证据的病人的更合适选择。此外还有球囊压迫术、伽玛刀手术等方法。

知识点延伸

一、三叉神经痛的日常调护有哪些

1. 发病的早期就参与防治，并坚持长期应用。

2. 平时用温水洗脸和刷牙、避免冷水刺激。注意气候变化，避免风吹和寒冷气候对颜面部的刺激，外出时戴口罩或头巾。

3. 多吃新鲜的水果和蔬菜以补充足够的维生素。忌辣椒、烟酒等刺激物。

4. 早晚刷牙、饭后漱口，保持良好口腔卫生。

5. 积极治疗已有的系统性疾病，尤其要维持稳定的血压。

6. 适当参加体育运动，增强个人抗病能力。

7. 听音乐、看报纸、读幽默故事等分散注意力。保持乐观心态，避免急躁、焦虑等情绪诱发疼痛。

二、三叉神经痛的发病机制是什么

三叉神经痛的发病机制尚不明了，目前有如血管压迫神经根造成痛觉发作、炎症反应造成周围神经病理性疼痛、离子通道改变产生异常电位导致神经元过度兴奋等假说。

祖国医学将三叉神经痛归于"面风痛""齿槽风""偏头风"等范畴，其病机为经络瘀阻，不通则痛。寒、痰、瘀等病理产物阻遏经脉，或因情志不畅、肝气郁结、郁而化火而上扰头面，以致疼痛。

---

28. 神经痛如何止痛

神经痛即神经性疼痛，是临床比较多见的一种疾病，又称为神经病理性疼痛，包括三叉神经痛、神经性头痛、枕大神经痛、坐骨神经痛等。病人出现神经痛时，应

尽量减少对神经的刺激，建议选择平卧硬板床或者在安静的状态下休息，以缓解神经紧张引起的疼痛。针对不同位置的神经痛，也可以选择理疗，包括推拿、针灸等方法。

另外，病人也可以配合使用口服缓解神经疼痛的药物，包括非甾体抗炎药，如对乙酰氨基酚、布洛芬等。对于三叉神经痛，病人可以选择卡马西平、奥卡西平等进行治疗。对于坐骨神经痛或上肢的臂丛神经痛，需要分析是否因神经压迫如椎间盘突出或者椎管狭窄导致。此时病人除需进行药物治疗之外，还可以考虑配合牵引、推拿、针灸等缓解神经压迫性疼痛。如果上述方法效果都不明显，病人也可以考虑采取微创手术治疗的方法缓解神经性疼痛。

知识点延伸

神经痛的分类

根据神经痛的性质可分为以下几种。①烧灼样神经痛：常见于外伤、感染性和中毒性神经根炎、带状疱疹等。②刺痛样神经痛：常见于外伤、感染等原因引发的肋间神经。③刀割样神经痛：常见于带状疱疹、三叉神经痛。④电极样神经痛：常见于炎性浸润、动脉粥样硬化或肿瘤压迫等引发的三叉神经痛。⑤撕裂样神经痛：常见于带状疱疹、三叉神经痛。

根据神经痛持续时间可分为持续性神经痛、阵发性神经痛和一过性神经痛。持续性神经痛多见于出现神经损伤的病人，如因神经根压迫引发的坐骨神经痛。一过性神经痛多见于外伤、骨折等刺激引发的神经痛，随着病人康复自行消退。

根据神经痛的部位可分为以下几种。①面部神经痛：常见于三叉神经痛、中耳炎、颅内肿瘤等。②头颈部神经痛：常见于脑血管疾病、颈椎小关节病变、枕大神经痛、带状疱疹等。③胸背部神经痛：常见于外伤、肺炎、带状疱疹、胸段脊髓的炎症、肿瘤等。④四肢神经痛：常见于糖尿病、颈腰椎病变、神经炎等。⑤口腔神经痛：常见于牙周炎、舌咽神经痛、三叉神经痛等。⑥腰腿部神经痛：常见于腰椎间盘突出症、腰椎管狭窄、梨状肌综合征、坐骨神经炎等。

神经痛常见的伴随症状见于以下几种。①神经痛伴头晕：常见于枕大神经痛。②神经痛伴发热、恶心：常见于伴有感染的神经痛病人。③神经痛伴进食困难、面部肿胀：常见于三叉神经痛。④神经痛伴牙龈红肿、肢体麻木、大汗淋漓：常见于糖尿病周围神经病变及冠周炎。神经痛症状夜间明显时可伴失眠。

四、颈椎疼痛怎么办

29. 颈椎病会引起什么症状

颈椎病又称为颈椎综合征，会表现出不同的症状，通常有以下症状。

（1）颈型颈椎病

目前认为与长期低头伏案工作、学习有关，属于姿势性疲劳，表现为颈项部不适、僵硬、疼痛等反应。

（2）神经根型颈椎病

神经根型颈椎病是最常见的颈椎病类型，主要引起上肢或者是肩膀部的麻木、疼痛，同时会造成颈部的酸胀不适，以保守治疗为主，大多数预后良好，极少数病情比较重。诊断：颈肩痛带着手臂、手部的放射痛，单侧上肢感觉、运动障碍。

（3）椎动脉型颈椎病

椎动脉型颈椎病是颈椎退变、椎间不稳等因素导致椎动脉机械性或动力性受压，造成椎基底动脉供血不足而引起猝倒、眩晕等症状的疾病。症状以发作性眩晕为主，眩晕发作与颈部旋转或后伸运动或体位急剧变化有关，以伴有复视及无意识障碍的猝倒为特征。病人除有椎动脉型症状外，还有明显的交感神经症状。以椎动脉型为主，合并交感神经症状为主诉，很少有客观体征，表现为多种多样相当复杂的临床症状，如失眠、头晕、头痛、恶心、呕吐、耳鸣、视力障碍、心悸、多汗、多梦、咽部异常感觉、舌根痛、声音嘶哑、颈部运动限制等，常由于体位变化、疲劳、兴奋而诱发或加重。一般依靠数字减影血管造影进行诊断。

（4）脊髓型颈椎病

脊髓型颈椎病多发生于中老年病人，起病较为隐匿，以四肢不稳、走路摇摇晃晃、踩棉花感为主，这种类型的疾病一经发现，应尽早进行手术治疗，因为这类疾病有一定的致残率，会导致严重的后果，属于比较严重的颈椎病。临床表现：行走不稳（有种踩棉花感），持物不稳（比如吃饭的时候筷子使用不灵活），或者双侧上、下肢出现感觉和运动障碍。诊断需要 MRI 检查，能够看到突出的髓核。

（5）交感神经型颈椎病

交感神经型颈椎病是颈椎退变失稳后引起颈椎神经根刺激，颈反射受阻及颈椎交感神经受累产生的一系列症状群，临床上主要表现为头痛、头沉、颈肩痛、头晕、耳鸣、心律失常、心悸、恶心及呕吐等症状，严重影响病人的生活质量。病因目前不详。

（6）混合型颈椎病

几种颈椎病混合在一起的混合型颈椎病。

知识点延伸

一、颈椎病的临床表现

颈椎病是目前一种高发的疾病，主要引起颈部疼痛不适、肩膀疼痛、胳膊麻木以及四肢无力。临床上颈椎病主要是由于颈椎及其附属关节、韧带的增生、退变，压迫周围的神经、脊髓、血管、交感神经等产生相应的症状，严重时会影响病人的工作生活，甚至导致截瘫。

二、如何治疗不同类型的颈椎病

神经根型颈椎病的治疗方式主要是以保守治疗为主，牵引、按摩同时减少低头的时间，多做颈椎运动。但是当疼痛剧烈，甚至会引发单一神经功能的损害如上肢肌肉萎缩、上肢无力、不能持物等，需要手术治疗。

脊髓型颈椎病：当出现行走、持物不稳，或者双侧上下肢感觉或运动障碍时应尽快到医院就诊并进行对应的检查。其治疗方式主要是以手术为主，手术方式为颈椎前路人工椎间盘或减压融合内固定术。

交感神经型和椎动脉型颈椎病：一般是以保守理疗和专业的中医辅助治疗为主。

30. 为什么颈椎会疼痛

颈椎疼痛为一种常见的症状，通常有以下几种原因。

（1）颈椎本身的问题

颈椎的神经根受到压迫，病人需要检查生理曲度是否受到影响，椎间盘是否因为突出压迫神经而造成颈椎疼痛。

（2）颈椎颈项部的肌肉紧张、痉挛

因受凉或者疲劳引起的紧张、痉挛状态，病人需要缓解肌肉的紧张状态，可以使用针灸、推拿、外用药物等方法放松肌肉，从而起到缓解颈椎疼痛的目的。

（3）肌筋膜炎

病人需要改善肌筋膜炎的局部充血状态，可以使用消炎镇痛药物、推拿、保暖等方法，有效缓解因肌筋膜炎所致的颈椎疼痛。

知识点延伸

颈椎病会牵扯哪些部位疼痛

人体有 7 节颈椎、8 对颈神经根，支配头颈部及上肢的感觉、运动及反射。当由于一些原因造成颈神经根受压而出现神经损伤时，就会产生一系列相应的症状，它也是颈椎病中非常常见的一种类型——神经根型颈椎病。

1. 肩部及上臂外侧

肩部疼痛、麻木、上肢上举困难，难以完成穿衣、吃饭、梳头等动作。这些症状可能为颈 4/5 节段出现问题，是颈 5 神经根受累所致。

2. 前臂桡侧、拇指

颈部疼痛沿肱二头肌放射至前臂外侧、手背侧（拇指与食指之间）及指尖。这些症状可能为颈 5/6 节段出现问题，是颈 6 神经根受累所致。

3. 食指、中指

以中指麻木和疼痛为主要标志，并与 C5 和 C6 神经共同支配拇指、食指。疼痛从肩后至肱三头肌和前臂后外侧达中指。这些症状可能为颈 6/7 节段出现问题，是颈 7 神经根受累所致。

4. 无名指及小指尺侧

无名指及小指尺侧麻木，疼痛症状常不明显，体检时可发现手内在肌肌力减退。这些症状可能为颈 7 胸 1 节段出现问题，是颈 8 神经根受累所致。

5. 四肢

颈椎严重疾病还会导致神经变性，引起四肢的放射性痛，同时会伴有四肢无力，病人会有行走困难，甚至生活不能自理。

31. 颈椎压迫神经有哪些表现

颈椎疼痛一般提示椎管内的神经组织受压迫而引起神经性疼痛，根据颈椎压迫不同神经进行分析，具体如下。

（1）颈椎压迫交感神经

会使病人有视力下降、视物模糊、眼睑无力、流泪、怕光、听力减退、耳鸣等症状，严重时甚至会导致病人失明、耳聋。

（2）颈椎压迫椎动脉神经

会导致椎基底动脉痉挛和大脑供血、供氧不足，从而使病人出现头晕、眩晕、偏头痛、视力障碍、耳鸣、猝倒等症状。

（3）颈椎压迫颈神经根

会使病人有颈、肩、背部疼痛及麻木的症状，另外疼痛还可能会向腕部、手指放射，其放射范围与颈脊神经所支配的范围趋于一致。

（4）颈椎压迫脊髓神经

轻者导致病人四肢麻木、手臂酸麻、手指抓握能力减退。

知识点延伸

如何缓解颈椎疼

颈椎疼是日常生活中经常出现的症状，缓解的方式主要包括以下几种：

1. 颈椎操锻炼

若病人在长时间伏案工作等因素诱发下出现颈椎疼痛，则应起身进行适当的颈椎操锻炼，有助于病人症状的缓解。

2. 局部按摩

若病人在进行颈椎操锻炼的基础上，症状仍未得到有效缓解，也可以采取局部按摩等理疗方式帮助缓解症状。

3. 局部贴敷膏药

局部使用活血化瘀的膏药也有助于缓解疼痛。

4. 药物治疗

若病人通过上述治疗方法，仍然无法有效控制疼痛，可以酌情口服解热镇痛药物，如布洛芬、双氯芬酸钠等，还可以口服神经妥乐平、加巴喷丁等缓解神经痛的药物，均有助于缓解疼痛。此外，病人可以口服维生素 B_1、甲钴胺等神经营养药以及改善局部微循环的药物。

上述方法均有助于颈椎疼痛的缓解，若病人的疼痛仍然未得到有效改善，则应及时到医院进行检查。通过颈椎 CT、磁共振及 X 线检查等可以明确病人是否患有颈椎病或其他原因引起的颈椎疼痛。

32. 颈椎后侧疼痛是怎么回事

颈椎后侧疼痛应根据不同情况进行分析，主要原因如下。

（1）颈椎椎管内

如椎间盘突出症、颈椎增生引起神经挤压。

（2）颈椎椎管外

如颈椎的肌肉疲劳、颈部肌筋膜炎症、低头时间较长久，易造成后侧颈部肌群的紧张状态等。

（3）颈椎小关节

颈椎小关节错动、紊乱等也会引起颈椎后侧疼痛。

知识点延伸

"富贵包"与颈椎病相关吗

"富贵包"不是颈椎病，两者没有必然的联系。

"富贵包"主要指的是在后背部颈胸交界处出现的突出硬包块，比较肥胖的人容易发生。肥胖导致了脂肪在颈后的位置过度堆积。也有可能是生活习惯不好，比如长时间低头玩手机，会导致颈椎部位受到的压力较大。

"富贵包"和颈椎病并没有必然联系，因为"富贵包"并不是颈椎病的伴随现象以及特有的体征。虽然"富贵包"不等于颈椎病，但是会引起颈部疼痛的症状。出现"富贵包"一般不用服用药物治疗，但是合并有颈椎病时，在急性发作期间可以选择服用抗炎止痛的药，比如双氯芬酸钠、布洛芬、尼美舒利等。

出现"富贵包"并不代表是颈椎病，需要正确认识"富贵包"，学习正确的医学知识。

33. 脊髓型颈椎病为什么会影响太阳穴

脊髓型颈椎病为颈椎病中比较严重的一种类型，因为对脊髓的压迫和刺激，可能造成太阳穴疼痛反应或者不适感。此时需要对脊髓型颈椎病进行治疗，保守治疗可以选择药物治疗、理疗等方法。

此外，可以营养受压迫的脊髓组织，改善脊髓血供，从而缓解太阳穴部位的疼痛、不适症状。还可以选择推拿等理疗手段以缓解肌肉紧张，改善脊髓型颈椎病。

知识点延伸

太阳穴疼痛的常见原因

太阳穴疼痛通常见于紧张性头痛以及高血压导致的头痛，具体如下。

1. 紧张性头痛

原因为过度的焦虑以及精神压力，引发颅周肌肉不自主收缩，病人通常有头颅紧箍感，双侧太阳穴处胀痛，经充分休息后可以得到部分缓解。

2. 高血压导致的头痛

表现为双侧太阳穴的胀痛或者搏动性头痛。

3. 器质性疾病导致的头痛

如低颅压性头痛、颅内感染导致的头痛。

34. 引体向上锻炼对颈椎病有好处吗

引体向上锻炼对颈椎病有部分好处。因为颈项部肌肉的功能障碍，会造成颈椎病，包括斜方肌、背阔肌在内的肌肉力量变弱，导致颈椎病产生不同的症状。而引体向上能有效增强颈项部肌肉、上肢胸背部肌肉力量，可以让颈项部肌肉，尤其是斜方肌得到强化。肌肉力量加强，对颈椎形成肌性保护，能够起到部分治疗作用。

颈椎病也需要高度关注生理曲度的改变：是否颈椎曲度变直，是否存在椎间盘突出症，是否存在骨质增生。引体向上锻炼对颈椎病能起到一定的预防和治疗作用，但是也需要关注引起颈椎病的其他关键原因。

知识点延伸

什么是颈椎生理曲度

人体中，颈椎并不是一条直线，而是有着前凸的弧线，所以颈椎曲度是指颈椎弯曲的弧度。

在人体自然放松端坐或站立直视前方的状态下，从侧方观察颈部时才能发现颈椎曲度的存在。颈椎曲度能增加颈椎的弹性，减轻和缓冲重力的震荡，从而防止对脊髓和大脑的损伤。

正常人在正常情况下，颈椎屈曲和伸展一般是35°～45°，左右侧曲均为45°，左右旋转均为60°～80°，并且颈椎正常情况下有向前的弧度。

如果经常性长时间低头活动，以及颈部长时间一个姿势劳作，或者是中老年人出现颈椎部位的骨质退变、骨质增生的情况，很容易导致颈椎曲度出现改变，引起颈椎曲度变直，甚至反曲的情况，从而导致颈部活动受限和神经、血管受压，引起明显的四肢麻木以及出现头痛、头晕等症状。

---

35. 颈椎病为什么会有烧灼感

颈椎病病人经常感觉上肢或颈项部出现烧灼样的疼痛，为颈椎病长时间压迫神经而产生神经病理性疼痛。神经病理性疼痛较重要的症状即烧灼样、针刺样，或电击样疼痛，称为外周敏化，或有中枢敏化合并存在的情况。

此时需根据神经病理性疼痛的特征进行药物治疗，针对神经病理性疼痛的康复采取治疗手段，采用理疗手段或钙通道阻滞剂对疼痛进行控制，均有一定的疗效。若颈椎病由于严重的压迫引起，可采用微创或有创治疗手段进行干预，消除烧灼样疼痛。

知识点延伸

一、什么叫作神经病理性疼痛

神经病理性疼痛是由于躯体感觉神经系统损伤或疾病所导致的感觉功能异常、痛觉敏感和自发性疼痛，多数在损伤因素消除后仍可伴有相应神经支配区的疼痛，表现为自发性痛、痛觉超敏、痛觉过敏、感觉异常。

二、神经病理性疼痛多采用什么手段治疗

治疗神经病理性疼痛，有四大治疗原则：①早期干预，积极对因治疗；②有效缓解疼痛及伴随症状，促进神经修复；③酌情配合康复、心理、药物等综合治疗；④恢复机体功能，降低复发率，提高生活质量。这些原则对提高神经病理性疼痛治疗效果具有普遍指导意义。临床上通常优先进行药物治疗，药物治疗效果往往有限，需要配合理疗、神经调控、手术干预等多模式治疗方案。

1. 药物治疗

"缓解疼痛，保证睡眠"是治疗疼痛的重要措施，也是神经病理性疼痛药物治疗的基本策略。在临床实践中，应用药物改善病人睡眠，减少病人的紧张与焦虑，使神经组织及其周围的血流得到保证，堆积的炎症物质才能减少，疼痛程度方能减轻。根据神经病理性疼痛症状、病程与感觉神经损伤位置的关系，针对性地选择药物，具有起效较快、副作用较少和病人依从性较好的优点。常见的治疗药物包括三环类抗抑郁药、5-羟色胺、去甲肾上腺素再摄取抑制剂、抗惊厥药加巴喷丁和普瑞巴林，以及阿片类药物。

联合用药多靶点镇痛：越来越多的研究结果提示，单纯应用神经递质理论或单用炎症、免疫反应理论并不能完全解释神经病理性疼痛的复杂机理。治疗上单一药物或单一靶点治疗往往效果不佳，需针对具体病情选用一种或两种以上药物联合（多靶点协同或相加作用）治疗。例如低剂量加巴喷丁和缓释吗啡联合治疗，比单一用药有更好的效果。其他也有研究结果显示联合使用羟考酮缓释剂和普瑞巴林，与任何一种单独用药相比，在较小剂量就能获得更好的疼痛缓解和生活质量改善及更好耐受性。然而，联合药物组合的选择及剂量的调节还有待临床大量随机对照研究的证据。

2. 微创介入治疗

微创介入治疗是挑战神经病理性疼痛治疗难题的希望。有时候药物治疗和非介入性的治疗往往疗效欠佳。微创介入治疗常可停止或降低感觉神经继续遭受损伤性刺激；感觉神经的卡压被松解或改善了病变神经的血流时，疼痛可戏剧性地消失，神经病理性疼痛可能被治愈。

微创介入治疗可阻断神经异常刺激传入大脑皮层，是减少镇痛药甚至停用药物的重要策略。寻找感觉神经损伤位置，降低其炎症或异常冲动的发生，是从源头上治疗神经病理性疼痛的方法。但与此同时，我们也清醒地认识到，至今许多微创介入治疗仍缺乏大量随机对照临床证据，这也是面临的挑战。

36. 一喝酒就犯颈椎病怎么办

一喝酒就犯颈椎病，建议不要喝酒。颈椎病分为不同的类型，包括压迫神经引起的神经根型颈椎病、压迫椎动脉引起的椎动脉型颈椎、单纯颈项部不适引起的颈型颈椎病或软组织型颈椎病，还包括部分交感神经情况引起的颈椎病。不同的颈椎病，表现不一样，大部分由喝酒引起的颈椎病，通常是椎动脉型颈椎病。

喝酒会造成脑供血障碍，会加重椎动脉型颈椎病病人的脑部供血障碍。因此建议椎动脉型颈椎病的病人停止喝酒，减少酒精的摄入，可缓解颈椎病引起的疼痛、头晕、恶心等症状。部分以颈项部疼痛为主的颈椎病，病人喝酒以后肌肉酸痛，亦导致酒后有不适感、疼痛感，此时病人应减少酒精摄入。

知识点延伸

什么叫作椎动脉型颈椎病

椎动脉第二段行走于椎体旁的横突孔内，由于钩椎关节增生退变等因素或由此引起的颈椎节段性不稳定，致使椎动脉遭受压迫或刺激，使椎动脉狭窄、折曲或痉挛造成椎基底动脉供血不足，出现偏头痛、耳鸣、听力减退或耳聋、视力障碍、发音不清等症状，尤其是转动颈椎时出现突发眩晕而猝倒，颈椎恢复正常位置椎动脉恢复通畅后，病人立即就能清醒。但是也有人认为骨赘或椎间盘突出症引起的压迫不足以阻断椎动脉血运而引起眩晕及猝倒。对这一类型颈椎病有不同的看法。

---

37. 长期低头颈椎疼痛怎么办

颈椎病为一种常见的疾病，通常与伏案工作，使用手机、电脑时间较长，姿态不佳有关，此时需要纠正病人颈项部后侧肌群紧张的状态，治疗措施具体如下。

（1）避免低头时间较长

病人低头工作 30min 左右应该活动颈椎，后仰和旋转颈椎可以放松颈椎肌肉，使充血肌肉能得到血液循环的滋养，从而缓解肌肉疲劳和颈椎部的疼痛。

（2）保暖

处在经常吹空调、吹风扇的环境中的病人，在适当锻炼的同时需要对颈项部进行保暖处理，病人可以用丝织物或棉毛巾等对颈椎进行保护，可以有效缓解长期低头引起的颈椎疼痛。

知识点延伸

一、颈椎病的定义

颈椎病是指颈椎椎间盘退行性改变及其继发的相邻结构病理改变累及周围组织结构（神经、血管等），并出现与影像学改变相应的临床表现的疾病。这一定义包含以下基本内容：

1. 颈椎椎间盘退变或椎间关节退变。

2. 病理改变累及周围组织。

3. 出现相应的临床症状和体征。

4. 有相应的影像学改变。

二、颈椎病的常见非手术治疗

众所周知，合乎生理要求的生活和工作体位是防治颈椎病的基本前提，应该避免高枕、长时间低头等不良习惯。

非手术治疗包括理疗、运动疗法、药物疗法和传统医学治疗。头颈牵引应以安全、有效为前提，强调小重量、长时间、缓慢、持续的原则。牵引重量为病人体重的 1/14～1/12。可在牵引下进行颈背部肌肉锻炼。

理疗包括颈托制动、热疗、电疗等治疗方法，可有助于改善症状。适度运动有利于颈椎康复，但不提倡使颈椎过度活动的高强度运动。非甾体抗炎药、神经营养药及骨骼肌肉松弛药有助于缓解症状。传统医学方面，可予以适度按摩，但应慎重操作。手法治疗颈椎病（特别是旋转手法）有造成脊髓损伤的风险，应谨慎应用。

38. 颈椎疼痛、后脑勺疼痛是怎么回事

颈椎疼痛、后脑勺疼痛，一般提示病人有颈型颈椎病的存在，根据不同层面进行分析，通常有以下几种原因。

（1）颈椎椎管内

包括颈椎骨质增生压迫椎管内组织、颈椎间盘突出症造成神经压迫，病人会出现除了颈部疼痛、后脑勺疼痛外，还有枕大神经疼痛、枕小神经疼痛、耳大神经疼痛等；颈椎刺激椎动脉，会引起病人后脑勺疼痛、头晕，伴有恶心；还可能存在脑供血障碍。

（2）颈椎椎管外

病人低头时间长、肌肉受到寒凉刺激和疲劳刺激时会导致颈后部肌肉僵硬、充血、痉挛。

知识点延伸

颈型颈椎病的诊断标准是什么

根据不同组织结构受累而出现的不同临床表现，可将颈椎病分为颈型、神经根型、脊椎型和其他型。

颈型颈椎病诊断

1. 病人主诉枕部、颈部、肩部疼痛等感觉异常，可伴有相应的压痛点。
2. 影像学检查结果显示颈椎退行性改变。
3. 除外其他颈部疾患或其他疾病引起的颈部症状。

---

39. 缓解颈椎病的枕头有哪些

缓解颈椎病的枕头，包括乳胶枕、热疗枕、谷物枕等。选择缓解颈椎病的枕头，遵循的原则具体如下。

（1）高度适中

枕头不能过高，也不能过低，一般保持 8～10cm 的高度较为理想。

（2）软硬适中

较为松软的枕头不适合病人枕，较硬的枕头易造成肌肉疲劳，也不合适。

（3）枕的位置正确

枕头不能只枕到头部，病人枕枕头时，要在颈部形成一个有治疗作用的支撑，可以减轻肩颈疲劳症状，缓解紧张状态。

知识点延伸

一、颈椎生理曲度的作用是什么

颈椎生理曲度是为了适应人体的直立和日常活动而产生的，它的存在能够使脊柱的稳定性增高。颈椎生理曲度的变异在颈椎病发病过程中起选择性加速或减慢作用，颈椎生理曲度重建在颈椎病治疗中有重要的价值，但随着骨质增生的加重，颈椎生理曲度恢复愈加困难，当颈椎病初发或颈椎病产生症状时，往往有颈椎生理曲度的变化。从生物力学角度看，维持正常颈椎生理曲度对保持颈椎生物力学平衡非常重要，而在治疗上，恢复颈椎正常生理曲度，越来越成为治疗颈椎病的一个重要目标，特别是对早中期颈椎病。

二、枕头高度对颈椎病病人的影响

颈椎病是中老年人的常见病、多发病，近年来发病率越来越高，且患病年龄有着年轻化的趋势，在发生的早期就出现颈椎生理曲度的改变。颈椎病可导致颈肩痛、头晕头痛、四肢无力等，严重者甚至出现肌肉萎缩、下肢痉挛、大小便失禁、瘫痪等，因此颈椎病的治疗和预防不容小觑。枕头与颈部的接触面积大，接触时间长，是影响颈椎病颈痛的重要因素。合适的枕头高度有利于维持人体正常的颈椎生理曲度，减缓颈椎病的发生发展。

既往有研究发现，不合适的枕头会诱发颈椎病，而合适的枕头高度可改善病人的颈椎曲度及临床症状。综上所述，中老年颈椎退变特征决定了对枕头拥有着独特的要求，不适用枕往往是中老年人颈椎病发作的诱发因素。因此中老年颈椎病病人应选择合适的枕头高度，使之适合颈椎生理曲度，从而减轻颈椎病的症状或预防颈椎病的发生。

---

40. 交感神经型颈椎病怎么进行自我调节

交感神经型颈椎病，主要是交感神经受到刺激，病人表现为面部不适感、心跳加速、头晕、耳鸣、眼睛干、发涩等。交感神经型颈椎病，病人需要针对交感神经的放松、缓解进行自我调节，主要有以下几种措施。

（1）减少对交感神经的刺激

病人平常要减少低头所造成的交感神经节刺激，尽量减少低头看手机、电脑及伏案工作的时间。

（2）纠正交感神经的缺血状态

病人要保证充足的睡眠，让交感神经得到休息，另外病人可以在颈项部的位置做热敷等理疗。

知识点延伸

一、什么是交感神经型颈椎病

交感神经型颈椎病主要是由于颈椎的退变、增生，包括颈椎间盘突出症、骨刺（骨赘）等刺激到颈椎两侧的交感神经干，从而引起交感神经兴奋或者抑制的症状。主要表现为面部不适感、心跳加速、头晕、耳鸣、眼睛干、发涩等。但引起这些症状的原因很多，涉及多个系统，比如抑郁、焦虑、内分泌功能紊乱等。出现上述症状应首先去医院进行检查，确定此症状是什么导致的，并尽快治疗，减少疾病对生活的影响。

二、交感神经型颈椎病由什么导致

其病因及发病机制还没有充分的认识。颈椎失稳是导致交感神经型颈椎病最主要的病因。除椎间盘退变外，非退变性因素如外伤、炎症肌张力失衡也会导致颈椎不稳定，引起局部异常的机械性刺激和椎间关节创伤性的炎症刺激，引发颈交感神经症状，并且症状会由于颈部的旋转、屈曲或长时间伏案工作诱发。

三、生活中如何减轻交感神经型颈椎病所带来的症状

交感神经型颈椎病属于颈椎病分型中的一个类型，对于患有交感型颈椎病的病人，除了要进行充分的检查，排除某些症状较相似的疾病外，还可以采取生活的自我调理。交感神经型颈椎病病人需要积极地改善自己的病症，尤其在生活中，要养成良好的习惯。

1.注意适当休息，避免睡眠不足。睡眠不足、工作过度紧张及长时间持续保持固定姿势将导致神经、肌肉过度紧张，强化颈椎病症状，所以说如果需要长期低头弯腰工作，应定时站立休息放松颈部。

2.积极锻炼，特别是颈肩背部肌肉的锻炼。正确的锻炼可以强化肌肉力量，强化正常的颈椎生理曲度，增加颈椎生物力学结构的稳定性，同时促进血液淋巴循环，有利于颈椎病的恢复。

3.可使用热敷，对于缓解局部神经肌肉紧张有一定作用。

4.早期交感神经型颈椎病病人可以选择非手术疗法进行治疗。例如理疗中的推拿、针灸等，其中中频电疗法是运用刺激电流使机体产生神经反应的治疗方法，具有镇痛、促进局部血液循环、锻炼骨骼肌和平滑肌及松解粘连的作用。中频电

的主要作用部位在骨骼肌和组织深部。

5. 中药离子导入法是根据中医辨证施治的原则，利用单向调制中频脉冲电流将药物离子导入体内，直接作用于病灶部位，更好地发挥药物的作用。

6. 当病症表现较为严重时，可以选择手术疗法，手术疗法以微创技术为主，需要通过颈椎磁共振或者 CT 诊断来寻找病变节段，通过手术切除椎间盘来解除交感神经的压迫。

41. 脖子后仰时脊椎疼痛如何止痛

脖子后仰颈椎疼痛可能是与颈椎退行性变性、颈椎炎等原因有关，可以进行一些对症处理，用改善生活方式、理疗、药物治疗、手术治疗等方法来缓解症状。首先要注意休息，避免往后仰的动作；同时，颈部可适当的给予按摩、热敷等以增加局部的血液循环，达到缓解疼痛的目的；严重者可口服非甾体抗炎药或者局部外用活血止痛的药膏对症治疗。如果经上述处理方法，症状不能明显缓解者，建议到医院行颈椎磁共振以明确病因，根据病因对症治疗。平时多注意休息，注意营养，适度锻炼，注意养成良好的生活习惯，保证充足的睡眠。

（1）改善生活方式

长期低头、保持一种姿势或处于不正确的坐姿等，可能会出现脖子后仰颈椎疼痛的症状。注意平时不要长时间低头看手机、看书，适当多进行颈后部肌肉活动可缓解症状。

（2）理疗

若因颈椎后方骨赘、寰枢关节不稳、落枕等因素出现脖子后仰颈椎痛时，可采取直流电离子导入疗法、超声波疗法、超短波疗法等，扩张血管改善局部血液循环，缓解脖子后仰颈椎痛的症状。

（3）药物治疗

若脖子后仰颈椎疼痛是因颈部有炎症引起时，可在医生指导下使用非甾体抗炎药，如塞来昔布、布洛芬，止痛效果较好，但是这些药物也有一定的缺点，部分人服用以后可能会出现消化道的副作用，服药后可能会出现胃胀、胃痛等不适，因此不建议患有胃肠道疾病的病人使用。另外，可以使用缓解肌肉痉挛的药物如乙哌立松，这类药物可以通过缓解肌肉痉挛和紧张状态，增加肌肉供血、供氧，从而让症状得到改善。除了可以改善疼痛之外，还可以改善肌肉酸胀等症状，可以局部外用膏药，比如用中医的膏药，如跌打镇痛膏，还可以使用西医贴剂，如氟比洛芬凝胶贴膏、洛索洛芬钠凝胶贴膏等，均可以起到止痛的作用，但上述药物需要在专业医师指导下使用。

（4）其他

脖子后仰颈椎疼痛时，还可搭配局部热敷、颈椎牵引带牵引、佩戴颈托等方法进行局部症状的缓解。

除了对症处理之外，建议及时到医院做进一步的检查，做颈椎 X 线、CT、磁共振检查等，查清楚脖子后仰颈椎痛的原因，明确原因后对因治疗。

知识点延伸

一、为什么脖子向后仰脊椎会疼痛

有许多种原因会导致脖子后仰脊椎出现疼痛，比如长时间低头、枕头过硬或者过高，或者有颈椎疾病等。

二、当普通方法无法缓解脖子向后仰脊椎疼痛的症状时怎么办

当脖子后仰颈椎疼痛是由颈椎病导致，颈椎病发展到一定程度出现明显的脊髓、神经根、椎动脉损害，经非手术治疗后效果不佳或无效时，则需进行前路手术、后路手术等手术治疗，以中止对神经组织的进一步损害，缓解脖子后仰颈椎痛的症状。

---

42. 用豆子做的枕头能治疗颈椎病吗

用豆子做的枕头治疗颈椎病，仅针对部分颈椎病有效。颈椎病是一种复杂的颈椎综合征，针对部分颈项部不适，或者颈椎生理曲度变直时，用豆子做的枕头枕到颈后，可缓解曲度变直的状态，能缓解颈项部肌肉的僵硬感。

豆子枕头虽然能缓解并按摩我们的颈部肌肉和锥体所带来的疼痛，但是当我们的颈椎病已经比较严重的时候，比如说颈肩痛伴有单侧感觉或者运动的障碍，行走持物不稳，或者双侧上下肢感觉运动有障碍时，不要单纯的依靠豆子枕头，我们应尽早到医院去检查并接受治疗，以免耽误病情。

知识点延伸

一、豆子枕头为什么能缓解颈椎病的疼痛

大豆是我们在生活中一种常见的食物，并且其具有一定的韧性，与我们人体骨骼软硬程度相似，所以有许多人枕着豆子枕头来睡觉，因为这样会对我们的颈椎生理曲度有一定的支持，可以缓解我们颈部不舒服的感觉。当我们在睡觉的时候，大豆会不断滚动，对我们颈部的肌肉、锥体会起到按摩的作用。

二、豆子枕头适用于哪些症状的颈椎病

豆子枕头仅适用于颈项部出现不适感、僵硬感、疼痛感等类似症状的病人来使用。对于椎动脉扭曲造成的椎动脉型颈椎病，或者交感神经型颈椎病、脊髓受挤压造成的脊髓型颈椎病则需谨慎使用。当出现颈部问题时还是应第一时间到医院就诊。

43. 埋线疗法用于颈椎病效果如何

埋线疗法对颈椎病有一定的疗效，但主要是辅助治疗。埋线是中医针灸分支的技术，在部分穴位或者痛点上进行针刺操作。病人得气以后，将部分线埋在穴位上进行治疗，主要是起到温经、散寒、祛风、除湿、活血、通络的目的。

埋线对于经颈项部不适的颈型颈椎病，以及引起局部僵硬、上肢疼痛麻木的神经根型颈椎病，效果比较理想。对于椎动脉型颈椎病、脊髓型颈椎病、交感神经型颈椎病，埋线疗法通常没有对缓解肌肉紧张、消除痛点或者疼痛的颈型颈椎病和神经根型颈椎病所产生的效果好。

知识点延伸

一、什么是埋线疗法

埋线疗法又称为穴位埋线疗法，是一种长效的以线代针的针灸治疗。在严格的无菌条件下，用专用埋线针，把可吸收的胶原蛋白线埋入穴位。利用埋线对穴位进行长久、持续的刺激，通过经络、神经等系统对人体进行双向良性调整。其主要作用是疏通经络、平衡阴阳、调整代谢，激发自身的潜能，从而起到长效治疗的作用。这种方法是改良版针灸，优势是可以节省病人的时间。在临床上约两周治疗一次，因为线的吸收大部分是在3～10天。

二、埋线疗法适合哪些人群、哪些疾病

埋线疗法多用于椎动脉型颈椎病的治疗。椎动脉型颈椎病从中医学的角度来说属于"眩晕"范畴，一般认为其病源于颈椎关节的退变增生和颈部肌肉及软组织的急慢性损伤，以及由此引起的对椎动脉的机械性压迫和炎性刺激，致椎动脉供血不足，出现以眩晕为突出表现的病症。中医认为本病多因劳损或体虚，复感风寒湿诸邪而致颈部经络阻滞，气血运行不畅，不能上注清阳之府，脑髓失养、髓海不足所致。因此疏通颈部的经络气血是治疗本病的关键。颈夹脊穴位于病变部位，近取深刺直达病所，不仅能改善颈部的血液循环，还能改善颈部软组织的损伤及粘连状态，改善脑部的供血状态，从而治疗眩晕症状。风池穴、百会穴可祛风散寒、疏通经络、调畅气血，气血通畅，上注于脑，脑髓得养，则眩晕自止。该组穴位用于椎动脉型颈椎病的治疗已取得一定的疗效，并有临床研究报道。但是当出现的症状影响到生活质量的时候，还是应该到医院进行检查，确认是否需要进行手术治疗。

44. 颈椎病能引起面神经麻痹吗

颈椎病不会导致面神经麻痹，面部的神经分布主要是三叉神经，三叉神经属于中枢神经系统，所以与颈椎病没有关系。颈椎病发出的神经是周围神经，上四段的神经分布到枕部、颈部和肩颈上部，下四段神经主要分布到上肢，所以从这个分布上来看，也不会造成面神经麻痹。颈椎病多数的情况下是下位节段的颈椎病，为颈4～7节段的颈椎病，可以导致双上肢的麻木、无力。如果是高位节段的颈椎病，比如颈1～4节段的颈椎病，这时出现颈前部、颈后部、枕部的麻木不适，也可以出现肩部的麻木不适，但是不会导致面部的麻木不适。神经根型颈椎病和颈型颈椎病，通常不会引起面部的改变。交感神经型颈椎病，主要是由于交感神经受到刺激，可能导致面部的感觉异常。病人可能感到脸部有热感、凉感或者不舒服的感觉等，但与面神经麻痹不是同一类型的疾病。

除了面神经损伤会出现面部神经麻痹的情况之外，三叉神经受到损伤以后，也会出现麻木的情况。三叉神经虽然分布在头面部，但是不属于颈椎病的范畴。

知识点延伸

什么是面神经麻痹

面神经麻痹也称为面瘫，是由于面神经受损导致面肌瘫痪的一种神经缺损症状。病因可分为引起中枢性面神经麻痹以及引起周围性面神经麻痹两类。引起中枢性面神经麻痹的病因以卒中、肿瘤、颅内感染等为主，引起周围性面神经麻痹的病因以特发性面神经麻痹、感染、外伤等为主。特发性面神经麻痹的诱发因素中包括寒冷，与季节的更替存在相关性，气温越低，发病率越高。所以说当出现单侧闭眼、皱眉无力、嘴角歪斜、示齿困难、舌前味觉减退、泪液或者唾液分泌异常等情况，应该及时就医。

这种情况下，一定要到神经内科和神经外科，排除是不是存在三叉神经痛或者其他方面的问题，争取做到早期发现、早期治疗，效果会更好。颈椎病如果是同时存在面部麻木，发生后一定要排除是不是由于同一个因素所引起，比如大脑的问题，既引起面部麻木，又引起上肢的疼痛等症状，一定要鉴别清楚。

45. 颈椎病引起慢性咽炎怎么办

颈椎病有可能引起慢性咽炎反应，主要是由于颈椎前侧形成骨质增生，骨桥、骨赘的形成和韧带钙化刺激咽喉部的长期影响所致，主要治疗措施具体如下。

（1）保守治疗

病人可以选择相对保守的治疗方法，如针对前缘增生，使用理疗、活血通络药物等，改善颈椎病引起的慢性咽炎症状。

（2）手术治疗

如果病人想除掉根源，可以选择局部去神经化，用射频等微创手段，降低局部末梢神经的敏感性，减轻慢性咽炎的刺激性影响，也可以选择开放手术，去除造成慢性咽炎的骨性刺激和韧带刺激引起的病变反应，从而解除对咽喉部的刺激。

知识点延伸

一、颈椎病还会引发什么不适症状

颈性高血压：由颈椎病引起，会出现颈部肌肉紧张、僵硬以及按压痛和生理弯曲消失等功能性障碍，还会出现血压异常升高或降低。目前有观点认为其机制大致有：

1. 早期血压波动性升高由颈部肌肉劳损诱发交感神经兴奋所致。

2. 颈椎的退行性变性刺激周围组织、压迫椎动脉血管形成血管重塑，引起血管硬化和血压升高。

3. 低位脑神经和延髓随着颈椎退行性变性压迫椎动脉而加重受压，进而引起神经性血压升高。该病单纯使用降压药物治疗效果不理想，须经过颈椎相关治疗才能得到有效缓解。

颈源性心脏病：颈心综合征是因颈椎结构受损或退行性变性（如骨赘、颈椎失稳、颈椎间盘突出或椎间隙狭窄等）所致的颈部无菌性炎症，炎症的刺激使神经根与血管受到压迫，引发病人出现头晕、心悸、胸痛等假性心绞痛症状。病人通常经心电图、心肌酶谱、冠脉造影检查并无心脏器质性病变，经抗心绞痛、营养心肌等治疗，症状并无明显改善。

二、颈椎病手术指征是什么

颈椎病手术治疗指征是：因退变形成致压物对神经损害的进行性发展，非手术治疗失败者，包括脊髓型颈椎病，诊断明确又有影像学支持；神经根型颈椎病，非手术治疗后疼痛仍剧烈存在，不能缓解，根性症状逐渐加重，表现为神经根性损害；严重的颈肩疼痛经非手术治疗无效，在排除其他疾病后，影像显示与临床相对应的节段致压物存在。

三、有哪些手术方法治疗颈椎病

颈椎病手术的治疗方法有微创手术、开放手术两种。微创手术有射频消融术、颈椎间孔镜手术等，这些方法是这几年来比较盛行的治疗方法，它的优点是创伤小，病人术后恢复快，因此得到大家的认可。传统改良的开放手术方法，它的优点是治疗比较彻底，远期疗效比较好，复发率低，能解决大多数的压迫问题，应用范围也比较广。

46. 颈椎病怎么锻炼好得快

颈椎病病人锻炼时应该加强颈项部肌肉的平衡锻炼，尽量减少低头工作，多向后伸头、仰头以加强颈项部后侧肌肉的强度。可以做左侧、右侧的旋转动作，还可以做颈椎保健操，包括前伸、后仰等，病人还可以按照"凤"字、"米"字的笔画顺序进行颈部转动，这样对颈椎病的治疗和康复可以起到一定的作用。

颈椎病为临床常见的一种疾病，通常与低头时间过久有关。颈项部肌肉疲劳，造成颈项部肌肉失衡、颈椎曲度改变，形成颈椎退行性变性，包括骨质增生、椎间盘压迫等。

知识点延伸

一、哪些人适合锻炼

锻炼对颈椎病的轻、中度病人及手术后处于恢复期的病人均适用，但并非人人皆宜，如心功能不全者应该慎重，且锻炼时应避免超负荷运动，以免加速颈椎的退变进程。同时，脊髓型颈椎病病人的锻炼应该循序渐进，切不可做颈部大范围运动，否则易压迫椎动脉而加重病情。

二、还有什么运动可以锻炼颈椎

1. 游泳

在自由泳、蝶泳、蛙泳等各种游泳项目中蛙泳对我们脊柱系统是最好的，能全面锻炼我们的颈椎、胸椎、腰椎、骨盆及四肢系统，是一项全能的锻炼方法，能坚持每天早晨游泳半小时左右最好。

2. 瑜伽

一般健康人可以在资深教练的指导下练习各式瑜伽，但患有颈腰痛等脊柱疾病的病人则应有选择性地练习一些诸如"猫伸展式"的拉伸动作，且不必完全按照教练的要求练习到位，只要觉得身体得到了锻炼、心境得到了放松，微微汗出，全身舒适就可以了。

3. 骑行

骑车的动作是双手前探，两肩上耸，头颈上扬。这个姿势刚好和平时大多数人的工作姿势相反。平时大家在电脑前需要长时间低头屈颈，这就造成了颈背部肌群的过度紧张疲乏，是肌肉僵硬、颈部不适等症状的病因。而骑车却使头仰起来，使平常紧张的肌肉韧带得到牵伸，松弛的肌肉得到锻炼。这是骑车预防颈椎病的关键所在。

4. 提肩缩颈

做操前，先自然站立，双目平视，双脚略分开，与肩平行，双手自然下垂。动作时双肩慢慢提起，颈部尽量往下缩，停留片刻后，双肩慢慢放松地放下，头颈自然伸出，还原自然，然后再将双肩用力往下沉，头颈部向上拔伸，停留片刻后，双肩放松，并自然呼气。注意在缩伸颈的同时要慢慢吸气，停留时要憋气，松肩时要尽量使肩、颈部放松。回到自然式后，再反复做四次。

47. 脖子疼痛怎么办

脖子疼痛，通常提示为颈型颈椎病，即软组织型颈椎病，单纯表现为颈项部、颈肩部的酸胀、疼痛、僵硬，通常有以下几种治疗措施。

（1）运动锻炼

病人有时看手机、电脑、睡高枕头，会造成颈后部肌肉处于一种紧张状态，此时病人需要纠正低头过久的姿态对颈椎曲度的影响。可以做后伸训练，加强后侧肌群的力量同时可以起到放松作用。另外病人需要注意颈项部肌肉尤其是后侧肌群的保暖，避免形成肌筋膜炎的缺血、充血状态，或者肌肉充血的情况。

（2）药物治疗

病人可以服用消炎止疼药物、活血化瘀药物，以及贴膏药等。

（3）理疗

使用推拿、针灸等方式进行治疗。

知识点延伸

有哪些日常方法缓解颈椎疼痛

1. 休息为主

可通过局部热敷改善颈部肌肉的血液循环，有利于改善颈部肌肉劳损引起的疼痛。

2. 佩戴颈托

颈部疼痛、酸胀不适的主要原因是肌肉酸痛，与肌肉劳损有关，佩戴颈托后可以减轻颈部肌肉的工作强度，使得肌肉处于休息状态，有利于肌肉组织的恢复，减轻颈部疼痛。

3. 药物治疗

对于疼痛明显者可以口服美洛昔康等非甾体抗炎药，暂时性改善颈部疼痛，同时可以联合活血化瘀的中成药，促进肌肉血运改善，缓解颈椎部的疼痛。

---

48. 睡醒后颈椎疼痛是怎么回事

睡醒后颈椎疼痛通常为肌肉疲劳、僵硬、充血引起的落枕或者颈椎病的表现，睡醒后颈椎疼痛原因通常有以下几种。

（1）枕头因素

病人枕头太高、太硬或者太低，长期易造成颈椎结构改变、颈椎局部肌肉和肌筋膜的充血状态，从而导致颈项部肌肉和颈椎疲劳，造成颈椎疼痛。

（2）受凉

病人睡觉因吹风扇、吹空调或者开窗户等使冷空气吹到颈项部，颈项部肌肉受寒凉后形成炎性的充血状态，病人睡醒后，感觉颈项部颈椎的肌肉僵硬、颈椎较疼，此时需要积极治疗软组织疼痛，可以使用推拿、针灸、外用药膏、口服消炎镇痛药物和活血化瘀药物等进行治疗。

知识点延伸

颈椎不适跟枕头有什么关系

枕头是帮助人提升睡眠质量的工具。人体有四个生理弯曲，其中颈曲是最易受伤的部位，也是最需要维护的部位。人的头颈部位于人体的中轴，无论是侧卧还是仰卧，为了使颈部放松，维持颈椎的正常生理曲度，人们睡眠时必须使用枕头。

合适的枕头高度对颈椎病的预防起重要作用。所谓正常位置，就是必须使颈椎内、外的平衡状态得到保证。外部平衡主要是颈椎周围肌群的平衡，不能使某些肌群一直处于紧张或者松弛状态；内部平衡主要是维持椎管内正常的生理解剖状态。枕头过高过低、形状不规整都会破坏椎管内外的平衡状态，导致颈椎病的发生或加重颈椎病。枕头的弹性会影响枕头与颈部之间的力学关系，颈部接触面积较大，即颈部得到有力支撑，可缓解颈部肌肉疲劳。有研究表明：硬枕垫可以缓解颈部疼痛，乳胶枕对缓解颈椎疾病及改善睡眠质量有明显效果，羽绒枕对改善睡眠质量效果较差。枕头的填充物要具有良好的流动性和塑形性，这样的枕头能够保持住良好的正常形态和舒适性，有利于肌肉放松和血液循环。

---

49. 日常按摩哪些穴位可以缓解颈椎疼痛

通过穴位按摩可以在一定程度上缓解颈椎疼痛，具体介绍如下。

（1）点按风池穴

风池穴位于后颈部与耳垂平齐处，左右各一个凹陷中。此穴具有平肝息风、祛风解毒、通利宫窍的作用，可缓解颈椎病所导致的头晕、头胀痛、强痛不适、颈椎活动受限、怕风怕冷等症状。每次可点按 30～50 次，顺时针或逆时针方向按摩都可以。点按时，会有一点酸胀感。

（2）按揉大椎穴

大椎穴是督脉和手、足三阳经交会的地方，因此也叫"诸阳之会"。当人低头时，颈部最高的骨头叫大椎，大椎的下方便是大椎穴。用食指或者中指做中等力度的按揉，先向下压约 30s，揉一揉，再压 30s，再揉一揉。按摩可持续 1～3min，每天可以做 1～3 次。按揉时，会有明显的酸胀感，有助于缓解颈部酸痛不适、颈部僵硬、脖子转侧不灵活等症状。

（3）点揉肩井穴

此穴位于大椎穴与肩峰端连线的中点上。可用一手搭在另侧肩膀上，以中指使劲儿按压，有一点酸痛感的位置就是肩井穴。如果力气不足，可以请他人用肘关节按压此穴。可按压约 1min，然后按揉 2min，以感到酸胀为佳，可缓解颈肩疼痛、颈椎活动受限等症状。

（4）按压百会穴

百会穴位于头顶的正中央：两只耳朵连一条线，从鼻至后脑勺连一条线，两线交会的正中央就是百会穴。可用食指或者中指慢慢往下压，直到病人感觉酸胀。每次按摩 30s 至 1min，可缓解由于颈椎病引起的头晕、头痛等症状。

知识点延伸

哪些神经与肌肉支配颈部

1. 颈部神经

按不同来源可分为三类：①颈部脊神经前支形成颈丛，主要分布于颈部皮肤和固有肌。膈神经从颈部下降到胸腹腔之间。②末四对脑神经——舌咽神经、迷走神经、副神经、舌下神经，分布至腮弓演化的肌肉，有的带有副交感纤维，分布到内脏器官。③颈部交感干，主要分布到颈部器官和头部腺体以及平滑肌组成的器官。

2. 颈部肌肉

颈部外侧肌、斜方肌、肩胛提肌、颈夹肌等，颈部活动时人们对头颅姿势的控制与颈部周围肌群在三维方向上力矩的产生关系密切，其结果导致颈部肌肉运动模式的一致性。而颈部肌肉功能异常时可产生异常的运动模式，异常的应力环境使椎体、关节突关节与椎间盘所受应力增加，导致颈椎椎间盘变性和突出、椎体和小关节的骨质增生、关节囊水肿增厚、韧带肥厚。这些病理改变的发生实际上是生物体自身的一种代偿性保护性反应，其目的是使已经发生失稳的脊柱趋向于稳定。这些改变的发生直接或间接地对颈部周围的结构产生机械压迫和炎症物质刺激，影响颈椎周围血管、神经以及脊髓等组织正常生理功能的发挥，导致了头痛、头晕、颈部疼痛、活动受限、运动及感觉功能减退等一系列病理改变的发生。

---

50. 喝酒能缓解颈椎疼痛吗

急性酒精（即乙醇）暴露会引起人类眼窝前额皮质和伏隔核内源性阿片类物质的释放，干扰痛觉信息传递，短期抑制疼痛；酒精作为中枢神经系统抑制剂具有镇痛作用的基础，与多个脑区、多种神经递质的参与有关，适量饮酒能够对慢性疼痛起抑制效应；但长期过量饮酒会引起中枢内源性阿片类系统失调，加重原有的慢性疼痛，出现与酒精相关的周围神经病变成神经损伤，因此慢性疼痛病人依靠长期过量酒精摄入来对抗疼痛，最终使慢性疼痛症状加重；且长期饮酒会使术后疼痛持续时间延长。

但喝酒后颈椎疼痛的病人多数为椎动脉型颈椎病，需要引起高度重视，不宜饮酒。

知识点延伸

一、饮酒还会造成哪些疼痛

1. 头痛

有高血压病史的病人饮酒之后，体内杂醇油、酪胺类物质增加，酪胺类物质会释放部分去甲肾上腺素收缩血管，导致血压增高，出现头痛症状。若大量饮酒且情绪激动，易造成血管破裂，导致高血压脑病、脑出血或者脑梗死等疾病。

2. 关节痛

饮酒明显地阻断蛋白质的正常代谢时，酸性物质会在关节堆积引发痛风。

3. 胃痛

酒精刺激胃黏膜会导致胃痛。若只有胃痛无其他伴随症状，一般不用特殊处理，可以喝点热牛奶或蜂蜜水，对胃黏膜起到保护作用，从而缓解胃痛。如果除胃痛外，还伴随有反酸、腹泻、腹胀等表现，要考虑与急慢性肠胃炎、胃溃疡、十二指肠溃疡的病变有关，应及时就医遵医嘱治疗。

4. 右侧季肋区疼痛

酒精通过肝脏代谢，大量喝酒可能会引起急性的肝损伤而出现肝区的疼痛。长期大量饮酒可造成酒精性脂肪肝、酒精性肝硬化，导致肝功能损伤。

二、疼痛会让人倾向饮酒吗

答案是肯定的。曾有研究观察辣椒素致痛下的人是否有更强烈的饮酒冲动、意图和酒精需求，其结果表明，疼痛增加了人饮酒的冲动和摄入酒精的意愿，而这种疼痛与酒精需求的关系可能是由疼痛引起的负面情绪所导致的。

五、腰椎疼痛怎么办

51. 腰椎疼痛会放射到腹部吗

腰椎由 5 块腰椎椎体组成，腰椎痛有可能会放射到腹部，根据不同情况分析，具体如下。

（1）腰椎神经

有部分腰椎神经支配下腹部位置，神经压迫、神经炎性刺激会连带腹部尤其是下腹部产生疼痛反应。

（2）腰椎间盘前突

腰椎间盘前突可能造成对腹部的局部刺激及神经刺激，部分病人会出现腹部疼痛的情况。

（3）腰椎结构过度畸形

腰椎结构过度畸形会使整个腹部脏器受挤压，腰椎疼痛的同时会牵连到腹部、腹腔脏器，引起疼痛反应。

知识点延伸

一、常见腹痛原因

临床上腹痛的类型可分为急性腹痛和慢性腹痛。

1. 急性腹痛

常见于急性胃肠炎、胃十二指肠溃疡、阑尾炎、胆囊炎、胰腺炎、尿道结石、急性腹膜炎等疾病，起病较急，疼痛剧烈，应及时就医明确病因，对症治疗。

2. 慢性腹痛

常见于慢性胃炎、消化性溃疡、慢性胰腺炎、结肠炎、肝炎、慢性膀胱炎、慢性盆腔炎等疾病，起病缓慢，病程较长。如果是炎症引起的，应进行抗炎、止痛治疗。

二、急性腹痛的表现

急性腹痛在临床上的主要症状为腹痛感强烈，可能会伴有恶心、呕吐、吐血等症状，有的时候还会出现发热。除此之外，腹痛还可能出现腹膜刺激征，主要表现为腹肌僵直，病人会感觉到压痛、跳痛等，严重时还会出现冒冷汗、面色发白等症状，如果病人能够保持侧卧体位，那么腹痛的情况可能会得到缓解。导致急性腹痛发病的因素比较多，无论是溃疡还是尿毒症、心肌梗死、尿路感染，都可能导致急性腹痛。早期发病的病人会有腹部疼痛的症状，而且疼痛持续的时间比较长，如果病情比较复杂，没有办法进行判断，就需要医生对病人的病情进行详细询问，根据临床的具体症状，做出初步明确的判断。

52. 治疗腰椎间盘突出症什么药效果好

治疗腰椎间盘突出症，药物治疗为主要治疗方式之一，但不同的腰椎间盘突出症类型导致的症状不同，选择的药物也不同。麻木较重即神经损伤偏重的病人，应选择神经营养药治疗，使用消炎镇痛药物缓解疼痛，包括活血化瘀药物和改善循环的药物。

出现严重疼痛时，类似于双氯芬酸钠这一类的消炎药，可能对疼痛的缓解不理想。此时可考虑使用曲马多等强效镇痛药缓解疼痛，也可缓解肌肉紧张状态。神经根水肿较严重时，可使用脱水药物，包括临床上常用的甘露醇、七叶皂苷钠等。神经损伤较严重的病人可使用神经营养药，包括对神经细胞生长有作用的药物。治疗腰椎间盘突出症的药物较多，需根据临床判断进行选择。

知识点延伸

曲马多的常见副作用有哪些

曲马多属于一种非阿片类中枢性镇痛药，主要通过作用于中枢神经系统与疼痛相关的特异性受体，从而影响痛觉传递，产生镇痛作用。一般用于治疗中、重度的疼痛，包括癌症疼痛、骨折或创伤、各种术后疼痛、牙痛、神经痛、心脏病突发性痛、关节痛及分娩痛等多种急、慢性疼痛。其副作用是比较多的，如出现多汗、恶心、呕吐、皮疹、胸闷等，症状严重时则需要及时停药。此外，肝肾功能不全者、有心脏疾病的病人需要酌情减量或慎用。严重脑损伤、视力模糊、呼吸抑制病人是禁用这个药的。在用于治疗代谢性疾病、中枢神经系统感染病人时，应考虑可能会增加癫痫发作的危险。若长期使用不能排除产生耐药性或药物依赖性的可能。

日常生活中无论使用任何药物，都需要在医生的指导下使用，不可以贸然私自使用。

53. 腰椎疼痛的治疗方法有哪些

腰椎疼痛根据病因不同有不同的治疗方法，具体如下。

（1）椎管内的问题

包括腰椎管狭窄、腰椎间盘突出等引起的腰椎疼痛，病人需要解除椎管内的炎性刺激或者压迫状态。

（2）椎管外的问题

包括腰肌劳损、腰椎小关节紊乱、腰背部肌筋膜炎等，病人需要从这些问题的不同组织特点，解决问题。小关节紊乱状态引起的腰椎疼痛，病人可以选择手法复位进行治疗。若为肌筋膜炎引起的腰椎疼痛、腰部疼痛，病人需要用理疗、中药调理等进行治疗。腰肌劳损等原因引起的慢性腰椎疼痛，病人需要制动、休息以缓解腰椎疼痛。另外免疫性疾病比如强直性脊柱炎等，病人需要根据病因的不同进行针对性的治疗。

知识点延伸

比较常见的导致腰椎疼痛的疾病有哪些

腰椎间盘突出症、腰肌劳损、腰椎管狭窄症、腰椎结核、强直性脊柱炎等。

1. 腰椎间盘突出症

腰椎间盘突出症由于久坐或者长期弯腰从而导致腰椎负荷，使得纤维环破裂、髓核突出，刺激、压迫马尾或坐骨神经；或是有慢性腰痛病史又遭受了急性的腰扭伤等多种原因。此病多见于年轻人，常见的症状为腰痛或腰痛伴随腿的放射痛，更加严重的会导致会阴部感觉障碍，二便受到影响，或者是足部下垂。影像学诊断主要靠 CT 或者 MRI。治疗：以保守治疗为主，病人进行绝对卧床，并进行一系列锻炼以及理疗如针灸等。一旦出现会阴部感觉障碍以及足下垂症状，或者保守治疗三个月无效的情况下，需要进行椎间孔镜摘除髓核术。

2. 腰肌劳损

腰肌劳损一般是指原因不明，且无影像学改变的腰部疼痛、功能障碍的病变的统称。常见于年轻人，症状主要是腰痛、表浅肌肉压痛。治疗：佩戴腰围，进行适当的活动，同时进行理疗，口服非甾体抗炎药，或者疼痛点注射激素和局部麻醉药来缓解疼痛。

3. 腰椎管狭窄症

腰椎管狭窄症是随着年龄的增加，由于腰椎间盘突出、椎体骨质增生、关节退化变性或腰椎滑脱、外伤性骨折脱位、畸形性骨炎等原因，导致腰椎管周围的附属结构出现退变、老化、移位等改变，引起腰椎管狭窄，刺激压迫硬膜囊、脊髓或神经根。主要见于老年人，表现为腰痛并伴有间歇性跛行，并且会出现后仰疼痛的症状。在进行查体时，股神经牵拉试验以及直腿抬高试验均为阴性。治疗：首选椎板切除术。

4. 强直性脊柱炎

强直性脊柱炎是一种免疫系统疾病，多发于青壮年男性，主要临床表现为腰痛、骶髂关节压痛，休息后加重，并会有晨僵。多起源于骶髂关节，常累及脊柱并向下蔓延累及髋关节，较少累及膝关节。通常需要检验科和影像科的辅助检查来帮助确诊。检验科需要抽血查看类风湿因子、HLA-B27，影像科需要做骶髂关节 CT 检查。治疗方面：首先选择柳氮磺胺吡啶。若出现驼背而影响到正常生活，可进行腰椎截骨矫形术。

54. 腰椎间盘突出症用正骨手法复位管用吗

正骨手法复位不是对所有的腰椎盘突出症都有效，需要根据具体情况判断。根据腰椎间盘突出的类型、症状、严重程度不同，治疗手段也不同，具体如下。

1. 因腰椎的结构性改变引起的椎间盘突出症，用正骨手法复位可以解除小关节的压迫，缓解对椎管内神经根组织的压迫，从而纠正腰椎间盘不良的结构状态。

2. 对于腰椎间盘突出症较严重的病人，已经压迫到神经，通常无法通过正骨手法复位缓解疼痛，可能需要进一步手术治疗，如微创手术进行干预，才能够解除压迫。

多数椎间盘突出症病人，都可以应用正骨手法进行有效治疗，但是也需要治疗前由医生做出良好的判断。

> **知识点延伸**
>
> **正骨手法复位的功效和作用**
>
> 正骨手法有活血化瘀、舒筋活络、消肿止痛等功效，临床中一般采用正骨手法来治疗筋伤疾病和部分骨折。正骨手法主要通过推、抱、压、搓等肌腱手法治疗肌腱损伤，正骨手法中的肌腱手法对肌腱损伤的效果较为明显，临床上常见的颈部肌肉劳损、胸部和背部肌肉劳损、腰部和背部肌肉劳损、四肢关节韧带和软组织劳损，肌腱手法都可以很好地对其进行治疗。对于一部分骨折疾病，正骨手法可以使分离或错位的骨折恢复或接近正常位置，从而达到愈合的目的。

55. 腰椎间盘突出症手术如何选择

腰椎间盘突出症病人做什么样的手术需要根据具体情况进行综合考虑，症状较轻者可选择微创手术，若病人症状较重，也可选择传统开放性手术。

（1）微创手术

对于腰椎间盘突出症的年轻病人，以及症状较轻的病人，做微创手术比较好，通过椎间盘镜或者其他微创的方法进行射频消融，此类手术创伤较小、干扰较少，能够去除突出的椎间盘，使神经根压迫得到解除，从而缓解腰痛等症状。

（2）传统开放性手术

部分微创手术视野比较狭窄，有时候可能存在减压不彻底的情况，所以对于突出程度比较高，而且伴有韧带增生、肥厚，同时小关节也出现增生的极外侧型腰椎间盘突出症、侧隐窝狭窄，或伴有椎管狭窄等病人，可能需要进行传统的切开减压固定手术，切开时尽量减少软组织剥离量，减少对骨组织的操作，有助于术后恢复。

腰椎间盘突出症病人进行手术后，应注意预防感染和硬膜外血肿等并发症，还应该注意加强休息，避免久站或久坐，以免腰椎疼痛。另外，建议针对局部进行保暖，以免受凉。还可遵医嘱进行康复训练，可使疾病得到较好恢复。

知识点延伸

腰椎间盘突出症术后恢复需要多久

腰椎间盘突出症的手术可能是开放性手术，也可能是微创手术，手术方式不同，休息时间也不同。通常情况如下。

1. 开放性手术

如钉棒固定的开放性手术，需植骨融合，术后需要较长休息时间。

2. 单纯开窗手术

一般休息5~7天即可出院，但如果想恢复正常工作状态，需3个月以上的时间。

3. 内镜手术

创伤较小，对骨性结构和软组织损伤破坏较小，在较短时间内即可恢复理想状态。椎间孔镜手术和脊柱内镜手术都可以在术后1~3天出院，但恢复正常工作状态通常建议1~3个月后。

56. 腰椎间盘突出症为什么臀部疼

腰椎间盘突出症是临床常见的一种腰腿疼痛疾病，出现臀部疼痛主要是因为腰椎间盘突出压迫到坐骨神经。坐骨神经分布于下肢，包括臀部、大腿、小腿等区域。由于臀部的肌肉、神经丰富，腰椎间盘突出压迫到离腰椎最近的臀部位置的神经时，疼痛反应也会更重。

所以腰椎间盘突出症可能会引起臀部疼痛，甚至合并麻木、无力等症状。发生上述情况时需要到医院就诊，让医生提供有效、合理、规范的治疗，才能够有效缓解腰椎间盘突出症所导致的疼痛。

知识点延伸

一、坐骨神经的走行

坐骨神经在腰骶部的脊髓处，也是人体比较粗、比较厚的神经，坐骨神经的周围有股静脉和股动脉分支走行。还会从坐骨大孔穿出到达臀部区域，再沿着大腿后方下行，直到足跟部位。

坐骨神经不仅可以管理下肢的运动，还可以管理下肢的感觉，通常由腰神经和骶神经构成。这两个神经一直并行到膝关节部位后，腓总神经一般会向小腿的前外侧下方继续延伸，但是胫神经会沿着小腿和大腿的后方一直向下延伸。骶丛神经主要的分支也是坐骨神经，周边比较重要的器官组织包括股骨和坐骨。

二、坐骨神经痛如何治疗

坐骨神经痛的治疗有两种方案：第一种是保守治疗，第二种是手术治疗。

保守治疗主要适合于轻度的腰椎间盘突出症病人或者是初次发作病人。治疗方案主要包括卧床休息、服用药物、牵引、神经封闭等。其中最主要的是卧床休息和药物治疗，卧床休息要求是严格的卧床休息，卧床时间要足够。药物治疗包括神经营养药、消炎镇痛的药物以及消除神经根水肿的药物。

手术治疗主要适用于腰椎间盘突出压迫比较严重，或者同时伴有其他腰椎间盘病变、腰椎滑脱、椎管狭窄等的病人，手术方案主要是局部摘除腰椎间盘，行植骨融合内固定。

57. 轻微腰椎间盘突出怎么恢复正常

轻微的椎间盘突出，可以选择无创的保守治疗手段。如卧床休息，减少对椎间盘的压力，通常能够缓解疼痛。有时需要配合牵引、复位的手段，还有药物治疗。

腰椎间盘突出症是一种常见的临床疾病，表现为腰腿疼痛、麻木等症状。药物治疗常用的镇痛药以非甾体抗炎药为主，包括双氯芬酸钠、布洛芬。也可以使用活血、化瘀药物，包括活血止痛胶囊等。或者配合神经营养药，如维生素 B_1、维生素 B_{12}。另外也可以选择祛湿、散痛的中药，比如独活寄生汤、身痛逐瘀汤等，在辨证的基础上选择不同的处方治疗轻微的腰椎间盘突出症，通常可以取得较好的效果。

知识点延伸

一、什么是腰椎间盘突出和腰椎间盘突出症

腰椎间盘突出指腰椎间盘部分组织局部性移位超过椎间盘的正常边缘，突出的组织可以是软骨终板、纤维环、髓核，或是它们的任意组合，但并不一定引起临床症状。当突出的腰椎间盘组织导致对应的神经支配区域出现无力、麻木、疼痛及功能障碍等临床表现时，称为腰椎间盘突出症。

二、腰椎间盘突出症的常见非手术治疗方法有哪些

腰椎间盘突出症病人的病情常为进行性加重，非手术治疗一般适用于轻症或疾病早期阶段，如初次起病、症状较轻、病程较短或休息后可自行缓解的病人；也可用于因个体情况不能实行手术治疗的病人。非手术治疗方法有卧床休息、药物治疗、运动疗法和牵引等。

卧床休息曾一度被认为是腰椎间盘突出症的标准治疗方式，但越来越多的研究结果表明，与正常活动相比，卧床休息无助于缓解疼痛及促进功能恢复，而适当活动配合理疗对改善腰痛病人功能是有效的。

非甾体抗炎药可缓解病人腰腿疼痛症状，但不建议长期使用，用药时应当高度警惕溃疡和出血的发生，并定期评估病人对此类药物的耐受剂量；不建议长期使用阿片类镇痛药，若临床需要，应注意药物长期使用后产生的药物依赖性；若无明显禁忌，可短期使用糖皮质激素缓解炎性疼痛，但不推荐长期大量使用该药物，警惕其可能造成的不良反应；肌肉松弛药可有效缓解腰背肌痉挛及张力，适

用于腰椎间盘突出引起的腰背肌痉挛性疼痛；推荐急性腰椎间盘突出症病人使用脱水剂，以缓解神经根水肿，提高其对牵拉刺激的耐受力，但应密切观察病人血压和电解质平衡；不推荐腰椎间盘突出症病人常规使用抗抑郁药物；推荐使用神经营养药治疗腰椎间盘突出症、腰椎管狭窄症等引起的腰痛。

建议腰椎间盘突出症病人在专业康复医师的指导下，进行早期、个体化、有针对性的运动治疗，防止病情进一步恶化；牵引是临床治疗腰椎间盘突出症的传统手段，牵引方式包括持续牵引和间歇牵引。将牵引纳入治疗方案能够短期内缓解坐骨神经症状，但对腰背痛症状改善不明显；腰椎间盘突出症病人在专业康复医学人员的指导下进行牵引治疗，但应避免牵引重量过大、时间过长；按摩、热敷、冲击波、干扰电疗法等理疗对缓解腰椎间盘突出症状均有一定效果，如体外冲击波疗法在治疗腰椎间盘突出症方面优势明显，能有效缩短疗程、提高生活质量，理疗有助于减轻肌肉痉挛，改善局部血液循环，可短期内缓解中等以下程度疼痛。可使用理疗治疗腰椎间盘突出症，但疗效的个体差异较大。

58. 腰椎间盘突出症有哪些并发症

（1）坐骨神经痛

坐骨神经痛属于放射痛，从腰部、臀部，到大腿后面、小腿后外侧和足外侧。疼痛多发生在夜晚，有阵发性疼痛和持续性疼痛两种情况，急性发作时，疼痛剧烈。

（2）骨赘

骨赘俗称骨刺，是腰椎间盘突出后髓核流出、椎间盘变薄、椎体之间摩擦所致，是人体产生的一种代偿功能。在 X 线检查中能看到骨刺，病人常感觉到酸痛、胀痛、僵硬、弯腰受限。

（3）腰肌劳损

当急性腰损伤未得到适当治疗或长期处于不良姿势，导致腰部软组织肌纤维断裂或出现炎症时，腰部会长期持续性疼痛，腰椎间盘突出症病人常伴有腰肌劳损。

（4）椎管狭窄

除本身引发的疼痛麻木症状外，还会引发非常严重的马尾神经症状。病人可出现会阴部麻木刺痛、大小便功能障碍，女性出现尿失禁，男性出现阳痿，严重者可出现大小便失禁及双下肢瘫痪。

知识点延伸

哪些腰椎间盘突出症病人需要进行手术治疗

病人的病情程度和意愿是决定手术治疗的重要因素。对于腰椎间盘突出症病史超过六周，经保守治疗无效的病人；腰椎间盘突出症出现神经根麻痹或马尾神经压迫，表现为神经支配区域的浅感觉减退、关键肌肌力下降、尿便功能障碍的病人，应进行手术治疗。

59. 腰椎间盘突出压迫坐骨神经痛怎么治疗

椎间盘突出压迫神经，会产生剧烈疼痛，由于压迫程度不同，症状严重程度也不同，需考虑是否合并麻木、肌肉力量下降等问题。治疗因压迫导致的神经疼痛，需依据症状选择不同的治疗方法，具体如下。

1. 如果疼痛程度不高，经过休息即可缓解。

2. 若疼痛程度偏高、压迫较重，可以选择理疗手段如针灸、推拿、牵引，或进行药物治疗，都能使神经疼痛得到有效治疗。

3. 对于严重椎间盘突出导致的神经压迫病人，当进行保守治疗效果不佳时可选择开放性手术或微创手术。随着医学发展，主要可通过脊柱的内镜微创手术对椎间盘突出进行有效治疗，从而缓解疼痛、麻木，治疗压迫导致的功能障碍。

知识点延伸

坐骨神经在哪里

坐骨神经是人体最粗大的神经，来源于L_5神经和$S_{1\sim3}$神经根，出椎间孔后途经骨盆，并自坐骨大孔穿出，抵达臀部，然后沿大腿后面下行到腘窝上方，可分为胫神经和腓总神经，支配小腿及足的全部肌肉以及除隐神经支配区以外的小腿与足的皮肤感觉。

60. 腰椎间盘突出症导致的腿疼痛有什么治疗妙招

腰椎间盘突出症的一个重要临床症状为腿部疼痛或麻木，需根据腰椎间盘突出症所导致的腰腿疼痛程度、突出大小，甚至需考虑病人的年龄、性别、职业等情况，选择不同的治疗手段。部分轻症的腰椎间盘突出症病人，可选择推拿、针灸、外用药等治疗。

中度、难以行走的腰椎间盘突出症病人，可选择相对有创的治疗方法，包括疼痛科常用的射频热凝术、臭氧消融术、低温等离子射频消融术等。腰椎间盘突出、神经压迫较严重，导致下肢剧烈疼痛的情况下，病人可选择开放性手术或脊柱内镜微创手术，对于缓解、消除疼痛具有较好的效果。

知识点延伸

一、腰椎间盘突出症为什么会出现腿部疼痛和麻木

腰椎间盘突出症病人经常会有的腿部疼痛和麻木等感觉是由脊柱内神经上传

至大脑中枢所致，是腰椎间盘突出症的典型临床表现。腰椎处于躯体的中间位置，这个神经传导"大闸"一旦出现问题，就容易波及腿和脚。此外，根据突出位置、程度不同，可能出现腰部、臀部、大小腿前后方或内外侧、足背足底、足内外侧缘等部位的相应症状。

腰椎间盘突出症主要表现为腰痛以及下肢放射性痛、酸胀、麻木。剧烈咳嗽、打喷嚏时可诱发或加重。如果发觉自己在慢慢弯腰的过程中出现腰部疼痛，同时伴有臀部、腿部，甚至足部的放射性痛，就有可能是腰椎间盘突出症。

二、什么是射频热凝术

射频热凝术是通过专用设备和穿刺针精确输出超高频无线电波作用于局部组织，起到热凝固、切割或神经调节作用，从而治疗疼痛疾病。椎间盘的射频热凝术是一种常用的微创治疗方法，具有操作简易、术中损伤小、见效明显、安全程度高、可多次重复治疗、脊柱稳定结构不受损坏等优势，目前技术已经比较成熟。腰椎间盘突出症的射频热凝术包括单针射频、双针射频、水冷射频。其中水冷式双极射频应用水冷系统，在确保安全性的前提下又扩大了作用范围，提高了作用效果。此外，腰椎间盘的脉冲射频是一种新颖的技术，可能成为椎间盘源性腰痛病人的一种治疗选择。

61. 腰椎间盘突出症会引起什么部位酸痛

腰椎间盘突出症的发作部位不同，表现出来的位置也略有不同。腰椎盘突出症是一种常见临床疾病，具体表现为腰部疼痛，合并有腿、下肢疼痛反应。通常早期腰椎间盘突出症单纯表现为腰部酸胀、疼痛，但随着病情进展，可出现腰痛合并下肢疼痛的情况。尤其是压迫较重时，下肢疼痛比腰痛严重。

坐骨神经由很多支构成，不同阶段的腰椎间盘突出症压迫的神经根不同，所表现出来酸痛的位置有一定差别。比如腰5骶1椎间盘突出压迫的是骶1神经根，造成的是大腿后侧位置的酸胀、疼痛。腰4～5椎间盘突出压迫的是腰5神经根，表现为小腿外侧、足背面的酸胀、疼痛。而腰3～4椎间盘突出，表现为大腿前侧酸胀、疼痛。

知识点延伸

什么是坐骨神经痛

坐骨神经痛是临床的常见疾病，主要是指沿坐骨神经的分布区域以臀部、大腿后侧、小腿后外侧以及足背外侧为主的放射性痛。起因多为腰椎间盘突出，常在弯腰或剧烈活动等诱因下产生。病人临床症状起初表现为下背部酸痛、腰部僵直，并随着病情不断发展疼痛加重。疼痛感开始出现在腰部、臀部以及髋部，然后迁延至大腿后侧、腘窝、小腿外侧以及足背，症状严重者可影响正常工作及日常生活。

62. 曲度治疗仪治疗腰椎间盘突出症真的有效吗

曲度治疗仪能有效地改善腰椎生理曲度的异常，即纠正生理曲度，对于因为腰椎曲度改变所导致的腰椎间盘突出症，可选择曲度治疗仪进行治疗。但并不是每一种腰椎间盘突出症均完全适合曲度治疗仪治疗，需根据不同的类型进行相应的选择。

腰椎间盘突出症的轻重程度、压迫程度不同，症状表现也有所不同。病人表现以腰腿疼痛或麻木为主，或仅表现为腰部的疼痛。部分病人下肢疼痛、麻木、无力的症状非常严重，甚至出现功能障碍、大小便无力等情况。

知识点延伸

一、什么是腰椎生理曲度，腰椎生理曲度有什么作用

正常的腰椎有向前的生理前凸，对维持人体平衡、姿势起着重要作用。正常腰椎生理曲度前凸，能够增加缓冲，吸收震荡，对负重及维持腰部稳定有重要意义。腰椎间盘突出症病人常出现腰椎曲度变直，这样使躯干重力线前移减轻对腰椎间盘后半部分的压力，从而减缓腰椎间盘的突出，这是为避免神经根受压机体自我调节造成的。

二、腰椎生理曲度消失的危害是什么

在一定条件下，一旦腰椎生理曲度消失，会加重腰肌的负担，使脊柱外在的张力增加，破坏脊柱的内源性和外源性稳定因素，导致脊柱失稳、无菌性炎症、创伤性关节炎、关节突关节软骨退变、黄韧带肥厚钙化及骨化。

63. 腰椎间盘突出症是趴着好还是躺着好

腰椎盘突出症表现为腰腿部的疼痛症状，通常认为趴着和躺着都有助于缓解腰椎间盘突出造成的神经压迫症状，可以避免负重、缓解疼痛。但是在趴和躺的过程中，注意不要反复起身或翻身，否则易加重对腰椎间盘的扭曲，造成突出加重的症状。

知识点延伸

一、腰椎间盘突出症的病人还能活动吗

腰椎间盘突出症病人可以活动，病人应该在耐受范围内维持规律的日常生活并且进行一定强度的锻炼。适当运动可以帮助病人缓解肌肉痉挛，防止肌力下降。既往有研究表明，适当活动配合标准化理疗对腰椎间盘突出症病人的功能改善同样有效。

二、卧床休息的意义，正确的卧床姿势是什么

对于症状严重的病人，卧床休息是需要的，但是病人在症状好转后，应尽早回归适度的正常活动。

较舒适的卧床姿势是仰卧位（躺着），可在膝关节和头下各放一个枕头，将肩部抬高。采用侧卧位时，位于上方的膝关节屈曲，应在两侧膝关节之间放置一个枕头。

64. 腰椎间盘突出症分为几个阶段

腰椎间盘突出症一般在影像学上分为椎间盘膨出、椎间盘突出、椎间盘脱出。早期称为膨出，纤维环没有破裂，时间长了之后，纤维环破裂，椎间盘突出，再进行性发展，突出物可能形成脱出，游离到椎管里。临床症状也有不同表现，早期表现以腰痛为主，腿痛比较轻，随着时间的延续，腰腿疼痛同时存在，再随着时间和疾病的进展，逐渐出现腰痛为次要表现，主要表现为下肢疼痛、麻木甚至无力。

所以不管影像学还是临床症状，都分成不同的阶段，针对不同的阶段，治疗方法的选择上也不同。对膨出类型可以采用保守的治疗手段，突出类型可在保守治疗的基础上选择手术方法进行干预，椎间盘脱出一般需要选择手术治疗。

知识点延伸

腰椎间盘突出症的分型

根据各型临床及病理学特征将腰椎间盘突出症进行分型，可为后续诊疗提供重要参考。目前腰椎间盘突出症分型方式较多，其中病理学分型常用的有MacNab 分型，其将腰椎间盘的突出和疝出作为两种不同的病理学类型；其他还有 Spengler 分型、美国矫形外科医师学会和国际腰椎研究会分类、Fardon 分型和MSU 分型等，皆在一定程度上反映病变的进程。此外，腰椎间盘病变与神经及神经通道的关系也是分型考虑的重点。我们推荐腰椎间盘突出症病人可用 MacNab分型明确病变的病理学实质，用 MSU 分型评估病变程度和位置。分型应综合考虑腰椎间盘病变与神经及神经通道的关系，有助于诊疗方案的制订。

65. 腰椎间盘突出症手术的常见并发症有哪些

严重腰椎间盘突出症的病人通常需要进行手术治疗。手术治疗分为不同的类型，包括开放性手术和微创手术。术后通常应针对不同的病情，有效防范常见的并发症，或对并发症进行合理的规范化处理。腰椎间盘突出症手术后常见的并发症通常有以下几种。

（1）神经损伤

手术在处理神经根压迫时，可能会对神经造成刺激或伤害，会造成病人肌力下降、麻木，甚至出现神经病理性疼痛的反应。

（2）感染

感染为手术后的共性并发症，椎间盘手术可能会存在椎间隙感染的可能，会产生剧烈的腰痛，需要高度注意。

（3）疼痛

部分术后病人会有残留的疼痛，得不到有效缓解，或出现较之前症状有所加重等情况。

知识点延伸

脊柱手术的常见并发症有哪些

最令人担心的并发症除了死亡，就是神经症状加重。如果在脊柱手术后逐渐或迅速出现马尾综合征，应立刻采取措施积极处理。如怀疑硬膜外血肿，通常应迅速清除血肿，症状可完全缓解。在决策时要依据临床检查，立即送病人去手术室或进行影像学检查帮助确诊。如果所有临床参考指标显示血肿（如存在一个明显肿胀的切口），不要因讨论研究耽误时间，最好迅速清除血肿。如有怀疑，可行腰椎脊髓造影以进一步证实（术后立即行 MRI 检查并不可靠）。

假如术中使用了椎弓根螺钉，病人因严重的坐骨神经痛不得安眠，就应在 CT 检查后取出不合适的螺钉。即使发生永久性神经损伤，在取出螺钉后疼痛也会很快改善。

在接受大的脊柱内固定器械的病人，伤口感染较为常见。100 例手术病人中，发现感染率为 3%。通常术前全身使用抗生素，术中用 4L 液体彻底冲洗伤口，有助于降低感染率。当发生感染时，早期彻底清创，找出致病菌是最好的处理方法。在未达到融合前，不宜取出内固定器。

在脊柱翻修手术中，硬膜囊撕裂也是常遇到的情况。这种损伤，往往发生在神经根暴露时或马尾正中减压时，小骨片或椎板切除后的瘢痕组织膜间或黄韧带与硬膜的粘连都可与硬膜囊撕裂有关。

其他的并发症包括不同部位的神经损伤，这多发生在术中病人取俯卧位长时间手术操作时，应特别注意肘部的尺神经、臂丛神经和股外侧皮神经等。多数神经损伤是暂时的，随时间而逐渐改善。

---

66. 腰椎间盘突出症病人应该坐什么椅子

腰椎间盘突出症为临床上常见的多发疾病，表现为腰痛及下肢的坐骨神经分布区域的疼痛、麻木等，病人适合坐的椅子类型具体如下。

（1）高度适中

椅子不能过低，也不能过高，需要保持屈髋、屈膝的自然状态。

（2）软硬适中

病人如果坐在松软的椅子上，此时腰椎和髋部的生理状态得不到支撑和保持，可能会加重症状。如果椅子较硬，肌肉会疲劳和僵硬，不利于症状的缓解。

（3）椅子有后背

腰椎部位有支撑，可以减少腰椎间盘在坐姿状态下对突出形成的压力状态，缓解腰椎间盘突出症所造成的疼痛反应。

知识点延伸

人体工学椅适合腰椎间盘突出病人坐吗

人体工学椅对腰椎间盘突出症病人不能说有治疗作用，但是有辅助治疗作用。特别是对刚突出和治疗后康复期的病人，可以起到很好的作用。

腰椎间盘突出的症状以 $L_{4\sim5}$、L_5-S_1 间发病率最高，因为这两个地方平时受到的压力最大，在选择人体工学椅的时候，主要应该考虑椅背的支撑问题，目前人体工学椅的椅背设计有两种支撑方式，腰椎支撑和骨支撑，如果是腰椎间盘突出的病人就不太适合腰椎支撑的椅子，最好是选择以骨支撑为主的椅子。

---

67. 腰椎间盘突出症病人适合睡什么床垫

腰椎间盘突出病人适合睡在软硬适中的床上，可以维持腰椎生理曲度，不至于造成腰椎附近肌肉疲劳，利于疾病的康复，原因具体如下。

（1）较软的床垫

较软的床垫使腰椎正常生理曲度得不到支撑，会造成腰椎的结构改变和腰肌疲劳，加重腰椎间盘突出所造成的症状，不利于疾病的恢复。

（2）较硬的床垫

较硬的床垫如果没有被褥进行缓冲，会导致腰背部和下肢的肌肉疲劳，也不利于疾病康复。

知识点延伸

腰椎间盘突出症的病人如何进行床垫的选择

中等硬度的床垫应是首选。一项 2003 年的欧洲随机对照试验提示，与使用中等硬度床垫相比较，睡硬床的病人在 90 天时的疼痛相关功能改善较少；中等硬度床垫对卧床时疼痛的改善及疼痛相关功能障碍的改善均要优于硬质床垫。而其他学者的随机对照试验比较了具有背部顺应性的床垫（如水床、泡沫床垫）及硬质床垫，结果发现使用前者的病人疼痛强度更低、睡眠质量更好，而使用后者的病人常难以坚持，导致失访率较高。此外，我国的一项随机对照试验发现，相较于硬弹簧床垫，独立袋装弹簧床垫对承托腰部有较好的作用，可维持腰部正常生理曲线。

68. 腰椎间盘突出症病人小腿疼痛怎么治疗

腰椎间盘突出症为常见的一种疾病，一般会引起下肢尤其是小腿的疼痛，主要原因为腰椎间盘突出后压迫到椎管内的神经，引起坐骨神经疼痛，治疗措施具体如下。

（1）保守治疗

大部分的腰椎间盘突出引起的小腿疼痛，病人可选择限制活动，平卧床3～7天甚至更长的时间，可以得到有效缓解。病人可以口服消炎镇痛药物如双氯芬酸钠，活血化瘀药物如活血止痛胶囊，甚至用神经营养药，如甲钴胺、维生素 B_1、维生素 B_{12} 等进行治疗。病人也可以选择牵引等理疗手段予以治疗。

（2）手术治疗

对于少数有较为剧烈疼痛或较大突出压迫的病人，可以选择微创椎间孔镜手术进行解除压迫的治疗，缓解椎间盘突出引起的小腿疼痛。

知识点延伸

一、什么是双氯芬酸

双氯芬酸（双氯灭痛），常用其钠盐，为无色结晶性粉末，可溶于水，其钾盐为白色粉末，可溶于水。双氯芬酸起效较快，主要通过抑制前列腺素的合成而产生镇痛、抗炎、解热作用。与吲哚美辛和萘普生相比，双氯芬酸抑制环氧合酶2（COX-2）作用较强，另外减少了白细胞内游离花生四烯酸浓度。口服吸收迅速且完全，口服50mg，20～60min后双氯芬酸的血药浓度达峰值。约50%的双氯芬酸在肝经首过效应被代谢。服用常规剂量，血浆中双氯芬酸无蓄积，但关节液中有蓄积，这就是它为什么治疗关节炎效果好、作用时间长的原因。临床用于类风湿性关节炎、骨关节炎、神经炎、红斑狼疮及癌症和各种原因引起的发热，也用于急性肌肉疼痛、手术后疼痛和痛经。

二、双氯芬酸的不良反应和注意事项有哪些

本品胃肠道不良反应较轻，罕见胃肠出血、消化性溃疡或穿孔、糜烂性胃炎，偶见上腹疼痛、转氨酶升高、恶心、呕吐、腹泻、腹部痉挛、消化不良和胀气、厌食。中枢神经系统不良反应偶见头痛、头昏、眩晕。偶见皮疹、哮喘、过敏性低血压。血液系统不良反应有血小板减少、粒细胞缺乏、溶血性贫血、再生障碍性贫血。长期服用本品，应监测肝功能。由于前列腺素对维持肾血流量有重要作用，因而对心肾功能损害者、老年病人及正在服用利尿剂者，应定期监测肾功能。因为本品选择性抑制COX-2，心血管疾病有恶化趋势。

69. 腰椎间盘突出症病人行神经阻滞的风险大吗

行神经阻滞治疗腰椎间盘突出一般风险不大。椎间盘突出症是临床上常见的引

起腰疼、腿疼和腿麻的疾病，神经阻滞是有效解除椎间盘突出造成神经根出现充血、水肿、压迫的治疗方法。神经阻滞相对比较安全，有条件的医院可以选择在影像引导下进行神经阻滞治疗。

另外穿刺也可能造成神经根损伤，遇到此种情况，也无须慌张。因为神经阻滞针较细，通常损伤较轻。对于经验丰富的医生，进行神经阻滞治疗的操作风险并不大。

知识点延伸

神经阻滞有没有副作用

有时可能发生神经损伤等并发症。局部麻醉药（以下简称局麻）注射入肌肉可能会造成肌肉毒性及肌肉坏死。大多数情况下，此类事件并不多见。但是反复或者持续肌内注射局麻药，可能造成显著的或是永久性的肌肉损伤。不同局麻药的肌肉毒性不同，普鲁卡因毒性较小，而丁哌卡因毒性较强。

局麻药注射入蛛网膜下腔可能导致神经毒性或短暂神经症状。主要表现为腰部疼痛，向下肢及臀部放射，偶有感觉和运动障碍，一般 7～14 天可恢复。

局麻药注射入血会引发一系列中枢神经毒性反应，包括耳鸣、视觉变化、镇静、惊厥以及严重的心脏毒性，造成心律失常以及心搏骤停。

70. 腰椎间盘突出症病人椎间孔镜手术后多久可以工作

病人进行腰椎间盘突出椎间孔镜手术后，轻体力劳动者一般建议一个月后可以进行工作，重体力劳动者则建议三个月后再进入工作状态。椎间盘突出症是一种常见的临床疾病，近年来椎间孔镜手术由于痛苦小、微创等优点，作为解决椎间盘突出症的有效手段，逐渐得到推广。

病人进行腰椎间盘突出椎间孔镜手术后，一般要求一个月内尽量保持休息状态，使椎间盘得到有效修复，才不会造成椎间盘突出症复发。且病人在术后三个月内，除佩戴腰围外，也要减少久坐，尽量减小对椎间盘的压力，使其更好进行修复。

知识点延伸

什么是椎间孔镜手术

由于传统开放性手术创伤大、风险高、并发症多，所以各种经皮微创技术成为很多外科医生及病人的首选方式。经皮微创技术是通过一系列通道扩张软组织建立孔道式手术入路，并借助内窥镜技术使得手术全程可视的技术，具有创伤小、出血少、安全性高、术后恢复快的优点。

1975 年，Hijikata 等率先使用经皮穿刺经安全三角区切除椎间盘内髓核手术，非直视下进行椎间盘内间接神经根减压。1983 年，Kambin 和 Gellman 完成了经孔内窥镜腰椎间盘切除术。由此，显微镜外科技术被引入本领域。20 世纪 90 年代，发展了全内镜后外侧入路手术，1997 年，Smith 等首次提出椎间盘突出症的椎板间入路，创新性使用微型内镜椎间盘切除术替代显微镜下椎间盘切除术，被广泛应用于远侧椎间盘突出、腰椎管狭窄、颈椎后路微创椎间孔切开术，甚至用于椎间融合术和椎间融合器的使用，让微创手术更加精确，拓宽了应用范围。至此，医学技术的进步，由最早的安全三角入路发展成经椎间孔入路，20世纪末使用的微创经皮内窥镜椎间盘切除术，在局部麻醉下经孔入路，手术只需要8mm的皮肤切口，是目前侵入性最小的椎间盘手术。目前，微创直接减压手术方式有椎间盘镜技术和经皮内窥镜下髓核摘除技术（即椎间孔镜手术），后者已成为治疗腰椎间盘突出症最具发展潜力的微创脊柱手术。

71. 后背腰椎疼痛是什么原因

后背腰椎疼痛是常见的疼痛症状，需要分析是椎管内原因还是椎管外原因所导致，具体分析如下。

（1）腰椎管狭窄症、腰椎间盘突出症

腰椎管狭窄症或腰椎间盘突出症可能引起后背的腰椎疼痛。

（2）椎管内疾病

部分病人是由于椎管内疾病导致后背腰椎疼痛，包括肌筋膜炎、腰肌劳损等原因。

（3）骨质疏松症

部分老年人是由于骨质疏松症导致椎体骨质疏松，引起部分骨量丢失或引起部分椎体出现压缩性骨折，从而导致后背腰椎疼痛，在临床上比较多见。

（4）免疫性疾病

部分病人是由于免疫性疾病，比如常提及的强直性脊柱炎，也能引起后背腰椎部位的疼痛反应。

综上，后背腰椎出现疼痛，需要详细询问病史，查看伴随症状，再进行详细查体后，才能明确具体的原因。

知识点延伸

一、什么是强直性脊柱炎

强直性脊柱炎属累及结缔组织的血清阴性脊柱关节病。特点是进展缓慢，从骶髂关节开始逐渐向上蔓延至脊椎的关节及邻近的韧带，最后造成骨性强直和畸形。也可侵犯近躯干的大关节，如髋关节等。好发于青壮年，男性多于女性，约（10～14）：1。有明显家族史，父系较多。病因尚不清楚，但组织相容性抗原HLA-B27的阳性率可高达88%～96%。

二、如何治疗强直性脊柱炎

由于本病的病因不明，故早期诊断、早期治疗对改善病人的生活质量具有重要意义。可使用非甾体抗炎药，鼓励功能锻炼，同时注意睡眠姿势，必要时卧石膏床以预防腰背及髋部形成屈曲畸形。肿瘤坏死因子被证实与疾病的发生发展密切相关，针对肿瘤坏死因子的抗体等生物制剂对减轻症状、延缓病变进展有较好效果，但价格昂贵。有严重畸形影响平视者，可行脊柱的截骨矫形术。少数有椎管狭窄的病人可行椎管减压术。髋关节强直多发生在青壮年，因其活动功能明显受损，严重影响了工作能力和生活质量，故应适当放宽人工全髋关节置换术的年龄限制。

72. 往后仰腰椎疼痛是什么原因

往后仰腰椎疼痛一般考虑是由于长期过度劳累所引起的，还有可能与受到寒凉刺激有关，也有可能是腰间盘突出受阻表现出的一种状态，但是也不排除有腰肌劳损的可能性。如果长时间得不到改善，可以到正规医院骨科就诊，进一步完善腰部 CT 或者磁共振等检查，确诊病情对症治疗，以免病情更加严重。

在临床上可以引起往后仰腰就疼痛的常见原因有腰椎棘突骨折、腰肌劳损、腰椎间盘突出、腰椎滑脱，腰椎管狭窄等，均需要卧床休息。在治疗上主要是止痛治疗，同时也需要根据导致上述症状的不同原因，进行针对性治疗。

（1）腰椎棘突骨折

可能是由于外伤等导致腰椎棘突骨折，局部出血水肿，尤其是腰往后仰的时候会出现明显疼痛。

（2）腰肌劳损

由于长期着凉、劳累等慢性刺激，引起腰背部肌肉形成慢性无菌性炎症，局部水肿、发炎，往后仰的时候腰受到牵拉就会引起疼痛。

（3）腰椎间盘突出

突出的腰椎间盘压迫脊髓神经会引起腰背部疼痛，常伴有下肢麻木，当腰往后仰的时候造成神经根受卡压，会加重疼痛。

（4）腰椎滑脱

主要是腰椎不稳定的表现，在往后仰的过程中出现腰椎运动幅度加大，刺激脊髓神经引起腰部疼痛。

（5）腰椎管狭窄

主要见于 60 岁以上的老年人，症状一般表现为间歇性跛行，并伴有后仰疼痛。

> **知识点延伸**
>
> **常见的后仰腰椎疼痛应怎样缓解**
>
> **1. 腰椎棘突骨折**
>
> 在治疗上需注意腰部保护，可采取俯卧位或侧卧位，遵医嘱口服促进骨折愈合药物和止痛药物。
>
> **2. 腰肌劳损**
>
> 此时可以进行局部热敷、烤电等治疗，配合口服非甾体抗炎药止痛。
>
> **3. 腰椎间盘突出**
>
> 治疗上主要是牵引治疗，在医生的指导下口服神经营养药如甲钴胺片等，以及止痛药物如塞来昔布胶囊等。
>
> **4. 腰椎滑脱**
>
> 可以遵医嘱口服阿片类止痛药物，如盐酸曲马多片等进行治疗，如果经过系统保守治疗无效，则需要手术治疗，如腰椎融合内固定术。
>
> **5. 腰椎管狭窄**
>
> 此疾病的首选治疗方案是手术：全椎板或半椎板切除术。当腰椎间盘突出伴腰椎管狭窄时进行的术式变为椎板切除加髓核拆除术。
>
> 在日常生活中，我们应注意保护好腰椎，避免腰部劳累、着凉及外伤，如果出现往后仰腰就疼痛的情况，请及时到医院就诊，避免延误治疗。

73. 腰椎间盘突出症病人做什么运动比较好

建议腰椎间盘突出症的病人加强腰背部肌肉的锻炼，增强腰背部肌肉对腰椎间盘的保护作用，如小燕飞、游泳、三点支撑、五点支撑等均较适合。此外，腰椎间盘突出症病人还需要加强下肢的功能锻炼，可以适当散步，或者是背着手倒行一段距离。

（1）小燕飞

就是模拟燕子飞行姿势，可以充分锻炼腰背部的肌肉和韧带，保护椎间盘使之不突出，同时也可以锻炼颈椎。

（2）游泳

在游泳的过程中腰椎处于水平的位置，椎间盘所承受的压力小，同时也可以锻炼到背部肌肉。

（3）五点支撑

双下肢、双上肢以及头部五点进行身体的支撑。通过挺腹锻炼腰背部的肌肉，每次身体抬高呈弓状后最多持续5s，如果时间太长会导致腰部受到损伤。

知识点延伸

一、为什么运动能够缓解腰椎间盘的症状

腰椎间盘突出症是一种常见的疾病，表现为腰部疼痛，同时还合并下肢的坐骨神经疼痛、麻木，甚至无力等症状。通过功能锻炼对腰背部肌肉和下肢力量进行强化，可以有效缓解腰椎间盘突出症的症状。腰椎间盘突出的病人可进行腰背部的后伸运动，如小燕飞、三点支撑、五点支撑等均较适合，这些运动都有助于锻炼腰背部肌肉，缓解腰部疼痛。此外，腰椎间盘突出的病人还可以进行散步、抬腿、游泳等活动，也可以帮助活动腰部，促进腰部血液循环，从而缓解腰部的疼痛症状。但是应该切记不要进行剧烈的运动，以免加重病情。

二、只做运动能不能治愈腰椎间盘突出

只做运动可能会缓解一些腰椎间盘突出所带来的症状，但是具体的治疗方法还是要看突出的大小以及病情，当我们出现腰椎不舒服或者疼痛的症状时应该尽早到医院进行检查，依据临床症状以及影像学检查来确诊，影像学检查主要是用腰椎 MRI 或者 CT 来判断突出的程度，当腰部疼痛，并伴有一条腿的放射痛时，会先采用保守治疗的方案，如牵引、针灸等方案进行治疗，但当髓核突出影响到马尾时会出现会阴部的感觉障碍以及二便失禁的症状，当长期刺激坐骨神经时会导致足下垂，遇到上述症状或者经过了 3 个月的保守治疗仍然无好转，或者影响到自己的生活时可进行椎间孔镜手术摘除突出的髓核。

74. 腰椎间盘突出症病人不能吃什么

腰椎盘突出症是一种常见的疾病，表现为椎管内神经根的压迫，引起下肢疼痛、麻木等症状，不建议病人摄入的食物如下。

（1）辛辣食物

辛辣食物如辣椒、生姜、生蒜等应尽量少吃。

（2）油腻食物

尽量少食用油腻食物，否则可能增加神经恢复的难度。

（3）寒凉食物

应该杜绝食用冷食、冷饮，如冰镇啤酒、冰激凌等，都可能加重腰椎间盘突出症的症状。

（4）其他

喜欢喝酒、吸烟的病人，要尽量减少烟酒的摄入，从而减少对椎间盘突出的刺激。

腰椎间盘突出症病人，应选择维生素含量高、能够促进神经恢复的食品，还有高蛋白的食品如鸡蛋、瘦肉等。多食用水果、蔬菜，通常可以增强机体的抵抗力。

知识点延伸

一、什么是食疗，食物是什么性质的

食疗是祖国医学独具特色的一种治疗方法，历来有"医食同源，药食同用"的说法。饮食失调，脾胃损伤，会导致气血不足、筋骨失养和肌肉萎缩，从而使病情加重或久治不愈。临床上可根据病人证型，主动地对病人进行辨证施膳指导，将药物与食物相结合，大大促进了病人配合治疗的主动性，提高了临床治疗效果，同时也体现了临床的人性化、个性化。另外，病人通过功能锻炼，能够加快局部的血液循环，加速局部代谢产物的排出，使紧张痉挛的肌肉、神经有节律地放松，增强局部肌肉力量，可加快康复，避免复发。

不同食物有不同的性质，病人应根据病情选择食用。

辛辣食物：辛辣食物是指具有强烈刺激性的食物，包括葱、蒜、韭菜、八角、辣椒、生姜、花椒、胡椒、桂皮、小茴香、酒等。需要注意的是，可能与药物产生不良反应的辛辣食品有姜、小茴香，病人要慎食。另外有热症的病人都不宜吃辛辣食物，例如口腔溃疡、咽喉肿痛、嘴唇干裂、大便干燥、小便发黄等，吃了会加重病情。

油腻食物：油腻食物是指含有较多脂肪、胆固醇的食物，适量摄入油腻食物可以给人体补充能量，但长期过多摄入油腻食物可能对人体的健康不利。

寒凉食物：如果食用寒凉食物就腹泻、食用不易消化的食物就积食，则说明脾胃虚弱或者脾内有寒气，这时一定要注意少食寒凉食物。另外若本身体质比较偏寒凉，如怕冷、手足不温，也要尽量少食用寒凉食物。但在上火时，如出现口舌生疮、大便秘结，则食用寒凉食物比较合适。

烟酒：吸烟是多种疾病独立的危险因素。烟雾为火热之气，其火热有烧烤熏灼之害，极易动火生痰。烟毒入肺，随气血遍布腑脏。部分药物可能与酒发生反应，应根据药物具体成分进行判断，建议病人服药期间避免饮酒。部分药物作用与酒相反，比如清热解毒药物，主要用于去除体内毒火，而酒属于辛辣刺激物质，饮用后体内容易产生热火。因此，服用清热解毒药物后再饮酒，容易影响药物的作用。此外，清利湿热的药物如龙胆泻肝丸等，主要用于清利人体内湿热，而饮酒量过大容易造成体内湿热聚集，也容易出现与药物功效相反的情况。

二、腰椎间盘突出症病人怎么进行食疗

腰椎间盘突出症是指由于椎间盘变性、纤维环破裂、髓核组织脱出刺激和压迫马尾神经或神经根所引起的一种综合征，其在中医中属于"腰腿痛"范畴，主要因正气亏损、风湿寒邪、气血运行不畅所致，可分为血瘀气滞型、肝肾亏虚型、寒湿痹阻型、湿热痹阻型。腰椎间盘突出症的临床表现如腰部疼痛、下肢放射痛等已经严重影响到人们的日常生活和工作，而科学有效的治疗和护理可以帮助病人尽早康复。可为病人制订中医辨证饮食指导方案：对于瘀血型病人以活血化瘀止痛，可在食物中加入三七、红花、鸡血藤等中药；多食韭菜、醋、酒、螃蟹等食物。湿热型治以清热除湿止痛，可选用茵陈、泽泻、车前子等；多食冬瓜、赤

小豆、薏苡仁、绿豆等食物。风寒湿型以散寒除湿止痛，中药选用桑寄生、独活、木瓜、五加皮等；食物选用酒、黄鳝、樱桃等。肾阴虚型治以滋补肾阴，中药选用沙参、麦冬、天冬、枸杞子等；多食柿子、银耳、芝麻、冰糖、鸭肉等食物。肾阳虚型治以温补肾阳，中药选用鹿茸、肉苁蓉、冬虫夏草、杜仲等；多食核桃、猪腰、羊肉等食物。

75. 腰椎间盘突出症引起马尾神经受压一定要手术吗

腰椎间盘突出症引起马尾神经受压，会导致病人出现大小便困难、控制不力，或者大小便区域的麻木等症状。出现以上症状，说明突出物较大，压迫马尾神经，此时选择保守治疗不合适，一般建议病人选择解除压迫的手术治疗，如椎间孔镜手术可以解除马尾神经的挤压，摘除突出物以解除马尾神经受压引起的大小便功能障碍。

早期手术有利于马尾神经功能恢复，也有利于下肢感觉运动的恢复，手术越早，术后神经功能恢复越快。马尾神经较下肢神经支配功能复杂而且功能精细，同样的压迫或损伤，马尾神经受压较难恢复。一般认为马尾神经受压 24～48h 神经水肿达高峰，压迫时间越长，水肿越重，若不能及时解除压迫，神经功能将不能完全恢复。

知识点延伸

一、马尾神经是什么

马尾神经是指在脊髓圆锥以下的腰骶神经根，马尾由 $L_{2\sim5}$、$S_{1\sim5}$ 及尾节发出的共 10 对神经根组成。马尾神经连接脊髓的末端，用于控制直肠和膀胱之间的神经传导。马尾神经丛的下侧从骶孔穿出，连接坐骨神经和下肢其他神经。

二、腰椎间盘突出压迫马尾神经的原因是什么

腰椎间盘突出症合并马尾神经损伤临床上并不多见，其发病机制一般认为与突出物椎管内占位及机械性压迫影响脑脊液循环，导致马尾神经充血、水肿及血供障碍有关。外伤和大重量牵引、不适当按摩等多是本病的诱发因素。

76. 腰椎间盘突出症病人睡棕垫可以吗

腰椎间盘突出症病人，通常可以睡软硬适中的棕垫，对于保持腰椎的生理曲度、保证腰椎松弛、维持肌肉的松弛状态有较大帮助，此外也对腰椎前后肌群以及韧带等结构起到放松的作用。

知识点延伸

一、腰椎的生理曲度重要吗

腰椎生理弯曲是脊柱的第三个生理弯曲，是全身活动及脊柱承重的主要部位，

下腰椎尤其是全身的活动及承重中心，也是腰椎间盘突出的好发部位。腰椎保持正常的生理曲度，可使腰椎富有弹性，减轻运动带给腰椎的震荡冲击等，腰椎生理曲度过直可导致重力曲线的改变，增加患腰椎间盘突出症的可能性。

二、为什么说床垫的选择对腰椎健康格外重要

随着人们生活水平的日益提高和对健康睡眠的日益关注，人们对床垫的要求也越来越高，一是舒适性，床垫的舒适性对人睡眠质量和休息效率产生重要影响；二是对人体尤其是脊柱的保护性。床垫的硬度可直接影响睡眠质量，与硬质的木板床和软质的海绵床垫相比，中等硬度的弹簧床垫或棕垫较利于获得良好的睡眠。

人的一生大约有1/3时间会在睡眠中度过，躺在床上时，腰部的肌肉、韧带、关节囊松弛，才能得到充分的放松，有利于椎间盘的修复，减轻对神经根的刺激，也有利于缓解神经根炎性水肿导致的小腿疼痛。

一般认为过软的床垫对腰部的支撑不够，躺着的时候容易出现较大的凹陷，仰卧时腰椎会过度弯曲，对身体不利。有研究表明，睡软床是腰椎间盘突出症的危险因素，而床垫过硬会使腰部血管及神经受压迫，这些局部压迫会让人很快感觉不舒服，同样对身体不好。

除了棕垫，中等硬度且具有背部顺应性的床垫（如水床、泡沫床垫）同样有利于腰椎间盘突出症的康复与治疗。

77. 腰椎疼痛自己怎么缓解

腰椎疼痛，根据不同病因分析，通常有以下几种缓解措施。

（1）椎管内的问题

包括腰椎管狭窄症、腰椎间盘突出症，主要是因为腰椎内部的神经压迫引起疼痛。病人需要注意休息、平卧、制动，给予椎管内的神经一段时间休息，从而可减轻水肿，有效缓解压迫、刺激所造成的神经性疼痛。

（2）椎管外的问题

包括小关节紊乱、腰肌筋膜炎症、腰肌劳损等疾病，病人休息的同时，可以用热敷、外用膏药等方法进行治疗，改善局部充血状态，从而缓解症状。病人也可以用悬吊单杠等方法，减轻腰椎的压力。

知识点延伸

一、悬吊单杠为什么能缓解腰痛

悬吊单杠的作用原理：悬吊单杠类似于腰椎牵引治疗，利用牵拉力与反牵拉力作用于腰椎，是治疗腰椎间盘突出症的一种方式。悬吊单杠可以拉升椎间高度，降低椎间隙压力，减轻病变对神经的压迫从而改善症状，有利于变形的椎间孔恢

复正常。此外，悬吊单杠还可以松弛躯干肌肉，悬吊单杠过程中要想躯体稳定，腰腹背部肌肉都需要用力，所以还可以起到锻炼躯干核心肌群的作用。适应证：对于腰肌劳损、久坐劳累、缺乏锻炼引起的腰痛，悬吊单杠可以解除因劳损引起的肌肉粘连，拉伸腰腹背部肌肉，缓解腰痛症状。对于包容型腰椎间盘突出症引起的腰痛症状，通过一段时间的悬吊单杠可以缓解腰椎间盘压力，恢复椎间高度，对腰痛有一定的缓解作用。

悬吊单杠治疗腰椎间盘突出症正确的方法是要选择适合自己身高的单杠，不能过高或过低，两手牢牢抓住单杠，脚尖微微踮起，让腰部放松，拉开腰椎之间的距离。如果身高不够，可以在脚下踩一个板凳，建议每次悬吊时间3～5min，一天可以进行3～5组悬吊，具体的频次可根据自身情况决定。此外悬吊单杠结束后不能直接松手向下跳，容易损伤腰椎，应踩着凳子下来，或者借助单杠支柱慢慢滑下来。

悬吊单杠虽然可以帮助突出的腰椎间盘回纳，起到一定的牵引效果，但是治疗效果与锻炼的时间长短、动作是否规范有一定的关系，且短期内效果不明显。腰椎间盘突出症急性发作的病人，如果出现疼痛，并且影响到日常生活，不可通过悬吊单杠进行治疗。此时需要进行腰部的制动，避免腰部进一步弯曲、拉伸，同时要进行CT以及磁共振检查，明确病情严重程度，根据检查结果选择保守治疗或手术治疗。

二、如何减轻腰椎间水肿

腰椎间水肿常见的原因包括腰部受到过度或急性外力、长期慢性劳损等，导致腰椎以及腰椎周围的软组织出现水肿。

1. 一般治疗

在活动过多的情况下，腰椎间水肿会出现明显的扩散趋势或者加重倾向，建议病人进行卧床休息，减少腰部活动，需要下地活动时，建议佩戴腰围，进行相应的固定保护，能够促进局部水肿的消散。在饮食方面，还需要限制水和盐的摄入，多吃利尿消肿的食物，如绿豆、冬瓜等，帮助体内排出过多的水分，缓解水肿的症状。

2. 理疗

若病人出现腰椎间水肿，可以选择热敷如局部使用热水袋、热毛巾等方式，还可以通过中医的针灸、按摩、推拿等方式，促进局部血液循环，减轻腰椎间水肿的症状。

3. 药物治疗

若病人腰椎间水肿较严重，可以遵医嘱口服消肿药物，如迈之灵片、地奥司明片等，从而减轻腰椎间水肿达到治疗的目的。也可以选择外用药膏，如双氯芬酸二乙胺乳胶剂（扶他林）、骨痛贴膏等，对局部软组织充血、水肿，可以起到较好的缓解作用。如果水肿同时伴有明显疼痛，可以遵医嘱服用非甾体抗炎药进行治疗，如布洛芬、塞来昔布胶囊等，起到消炎镇痛作用，等炎症消退后，水肿症状也会减轻。

78. 腰椎间盘突出症病人做射频消融术好吗

腰椎间盘突出症可引起腰、腿疼痛和麻木，对于大多数椎间盘突出症病人，采取保守治疗方法如药物、制动、牵引等，可以有效缓解疼痛，而对于突出较大、症状较重、反复发作的腰椎间盘突出症病人，应该选择有效的治疗手段。射频消融术可以对突出物造成的压迫进行局部靶点式的消融治疗，有效解除受压神经造成腰和腿部的疼痛、麻木。针对突出较大，但不需要做开放性手术或者内镜手术的病人，射频消融术为有效治疗椎间盘突出的一个手段。

知识点延伸

一、椎间盘射频消融术是什么

椎间盘射频消融术又称为椎间盘射频热凝术，是通过特定穿刺导针精确输出超高频电波，使局部组织产生高温，起到热凝固或使椎间盘髓核消融萎缩作用，从而治疗椎间盘突出。

其治疗过程是在 C 型臂引导下精确定位，在数字减影下进行时时检测，直接作用在病变的椎间盘上，数据精确到 1mm 以下，全程操作可视，不会伤及周围正常的组织器官及神经，射频温度可控，确保了治疗前后的安全性。该技术主要用于椎间盘源性腰痛、膨隆性和包容性椎间盘突出，对于较大突出、髓核脱出、游离者则无效。

二、射频治疗后该如何恢复

腰椎间盘突出症射频消融术后，往往疼痛症状能够得到有效改善。但这类治疗有一定创伤，对椎间盘形成损伤，同时射频针尖端的热能造成椎间盘内部髓核脱水损伤，这种损伤需要机体组织自行进行修复。术后康复功能锻炼一般在术后一周内，主要以被动锻炼为主，包括牵拉运动和放松锻炼，保证改善病人腰部血液循环；待病人逐渐康复后，可辅助进行主动功能锻炼，包括腰背肌力锻炼、腰腿功能锻炼等，确保腰椎功能增强和腰椎稳定。当病人能够稳定腰部功能时，可以指导病人进行伸展、踢腿、快步走、慢跑等运动，但需要注意自我保护。

79. 微创手术中射频治疗和椎间孔镜治疗各有什么特点

椎间盘射频消融术的作用机制是通过对髓核组织进行消融、汽化，降低椎间盘内压力，从而改变椎间盘内生化状态等作用来缓解疼痛。它将脊柱外科的经皮穿刺技术与以射频能量为基础的冷消融技术相结合，将等离子刀头通过穿刺针引导其作用于靶髓核组织，对髓核组织进行消融，使髓核达到减容、减压和皱缩的目的，以缓解相应临床症状。椎间盘射频消融术对椎间盘去除有限，对椎间盘的干预较小，创伤反应轻，术后康复快，通常手术当日即可下床活动。但是由于并不能将椎间盘内变性的椎间盘组织完全去除，使得复发的风险相对增高。

　　椎间孔镜下椎间盘摘除术是在内窥镜辅助下进行的，是在经皮椎间盘自动切吸术的基础上发展而来的。在局麻下行腰椎侧后路经皮穿刺，将手术工作通道经椎间孔入路直接行椎间盘内或椎管内置入，并在内窥镜可视下直接取出突出或脱出的椎间盘致压物。由于手术在局麻下操作，不破坏腰椎重要骨关节韧带结构，对腰椎稳定性无显著影响，不需要牵拉神经根和硬脊膜囊，对椎管内神经组织无明显干扰，不会导致椎管内明显的出血和粘连，同样具有手术创伤小、术后卧床时间短、恢复较快等优点。但缺点是手术操作时间较长。此外，由于椎间孔镜下椎间盘摘除术在局麻下操作，有时术中的疼痛较明显。

知识点延伸

腰椎间盘突出症的手术指征是什么

　　腰间盘突出症手术指征是：①经保守治疗无效，或保守治疗虽有效但多次复发的病人；②腰椎间盘突出压迫马尾神经造成马尾综合征的病人；③出现剧烈下肢疼痛、间歇性跛行等严重的神经学体征；④患病时间长，症状比较严重，影响生活和工作的病人；⑤合并椎管滑脱或狭窄的病人。

---

80. 腰 5 骶 1 突出的严重程度怎么判断

　　腰 5 骶 1 突出一般是指腰 5 骶 1 椎间盘突出，是腰椎间盘突出症中常见突出部位。腰 5 骶 1 椎间盘突出的严重程度，需根据突出的程度、压迫的轻重，以及所带来的临床症状等判断。通常此处椎间盘后突压迫椎管内的神经组织，如神经根、硬膜囊、马尾神经等，可引起病人出现疼痛或神经损伤等症状。

　　如果突出较多、时间较长、压迫较重，可引起严重病症，如较剧烈的坐骨神经痛、坐骨神经分布区麻木，或由神经损伤造成肌肉力量下降等。严重者会压迫椎管内的马尾神经，造成马鞍区的麻木，即大小便区域麻木，更严重者可出现功能障碍，如大小便困难、失禁等马尾神经损伤症状。

知识点延伸

一、腰骶部神经支配哪些区域

1. 腰部

　　腰 1 神经根支配的区域为下腹部及腹股沟区，受累以后会出现该区的疼痛和麻木，以及下腹壁的反射和提睾反射的减弱或消失。腰 2 神经根支配区域为大腿的前侧与前外侧，受累以后会出现该区域的疼痛、麻木、屈髋无力，内收肌反射减弱。腰 3 神经根支配的区域为大腿的前内侧以及膝关节内侧，受累后会出现大腿内收肌肌力减弱、膝反射减弱或消失。腰 4 神经根支配区为骶髂部、髋部、大腿前内侧、小腿前侧、前内侧，受累后出现该区的疼痛、麻木、伸膝无力、膝反射减弱或消失。腰 5 神经根支配区为骶髂部、髋部、大腿和小腿的后外侧、足背包括拇趾，受累后拇趾出现疼痛，麻木，拇趾背伸无力。

2. 骶部

骶 1 神经的感觉支配区主要在小腿后外侧、足跟、足底，包括足背的外侧缘，可以控制拇趾屈曲的运动功能。骶 2~5 的 4 支骶神经可汇合成某些重要的下肢神经，比如骶 1~2 构成臀下神经和坐骨神经的一部分，骶 2 和骶 4 构成会阴部神经，骶 1~3 构成股后皮神经，它们通常混合支配某些区域。骶 1~2 共同组成的臀下神经，能支配臀部的皮肤感觉和臀大肌运动，如果骶 1~2 神经损伤，臀大肌运动会受到相应的影响，进而影响髋关节功能，导致双侧大腿没有力量。骶 2 和骶 4 构成会阴部神经，主要是支配会阴区感觉，如果存在骶 2 和骶 4 的神经损害，会阴区会感觉到麻木，同时大便功能也会存在一定程度障碍。大腿后方的股后皮神经由骶 1~3 神经构成，主要支配大腿后方和腘窝部位皮肤的感觉。

二、腰 5 骶 1 突出严重时该怎样治疗

当腰椎间盘突出症状严重，保守治疗效果不明显时，手术治疗是合理的选择。

一般认为传统开放性椎板开窗及内侧小关节切除术或切除椎间盘后缘骨赘即可获得神经根的减压松解，从而解除病人的临床痛苦。传统的开放性手术方法虽然能够取得一定的治疗效果，但往往会导致病人腰椎管结构完整性的缺如，手术本身创伤大，术中失血较多，术后病人卧床时间长，容易出现椎管内神经周围瘢痕形成、下肢静脉血栓、伤口感染等严重并发症，这在一定程度上增加了病人的痛苦，降低了手术的临床疗效。与传统的开放性减压辅助融合手术方式相比，经皮内镜下经椎间孔入路手术属于微创手术，手术创伤小，病人术后恢复快，手术不需要全身麻醉，也不破坏脊柱后柱的稳定结构，尤其适合于年老体弱合并基础疾病较多的病人。

81. 腰椎间盘突出症病人什么姿势好

腰椎间盘突出症是常见疾病，原因通常是日常工作、生活中不注意姿态导致。腰椎间盘突出症病人在不同状态下应采取不同姿势。

（1）坐位

应挺直腰板，尽量让后背部有支撑，这样可减轻椎间盘压力。在坐位时，尽量保持两腿平直，不要跷二郎腿，否则易造成腰椎两侧不平衡，而引起腰椎间盘突出加重。

（2）站立

尽量不要扭曲身体，保持直立状态，使腰椎左、右、前、后的力线保持平衡。

（3）行走

走路时尽量保持匀速慢步行走以减少对腰椎间盘突出的刺激。

（4）平卧

尽量保持平躺，使肌肉尤其是腰背部肌肉处于放松状态，有利于腰椎间盘突出康复。

知识点延伸

一、患了腰椎间盘突出症一定要佩戴护腰吗

腰椎间盘突出症在急性发病期或者症状比较严重如出现比较明显和剧烈的疼痛，以及下肢的放射性疼痛和麻木的时候，可以选择佩戴腰围，腰围可以很好地保护腰椎，避免腰部过度弯折，也就是说能够减少弯腰的动作发生，从而缓解腰椎间盘突出的症状。在腰椎间盘突出手术后需要佩戴护腰，在病情稳定期一般不需要佩戴护腰。有一些慢性发作的病人，平时只有在劳累以后出现腰痛，那么这部分病人就没有太大必要佩戴了。

护腰能够固定腰部，限制腰部的活动范围，减少因腰部活动而引起的损伤，一定程度上可以防止症状加重。护腰还可以帮助改善腰背部肌肉的受力状况，使肌肉得到放松。

二、佩戴护腰时要注意什么

1. 注意佩戴时间

短期佩戴护腰有助于防止腰部受损，但长期佩戴反而会损伤腰部肌肉，出现胸腹肌肉无力的情况。原因在于佩戴护腰的过程中，腰部肌肉处于静止状态，长期不使用会导致腰部肌肉退化，在摘除护腰之后腰部比较容易受到损伤。

2. 选择合适的材质与设计

目前市面上有些护腰存在透气性和透湿性较差、结构设计不合理、压力分布不均衡等不完善之处。在湿热气候条件下，透气、透湿效果不好易导致皮肤损伤；结构不合理则无法均衡身体力学，对病情的恢复起不到明显的帮助作用。病人应注意选择正规厂家生产的符合质量规范的产品。

---

82. 腰椎管狭窄症可以保守治疗吗

腰椎管狭窄症是一种由于先天性因素或后天因素（退变、外伤、失稳）引起的脊柱椎管或神经根管、椎间孔的骨性或纤维结构异常，造成腰椎管或神经根管狭窄，从而压迫马尾、神经根，引起臀部或下肢疼痛、间歇性跛行伴或不伴腰痛等一系列症状和体征。

在临床上，保守治疗是腰椎管狭窄症的一种常见治疗选择，特别是在早期或轻度病例中，这些治疗方法可以带来相对理想的效果。

保守治疗方法包括：

（1）药物治疗

治疗药物一般分为镇痛药、血管扩张药、神经营养药和中药。镇痛药如对乙酰氨基酚、非甾体抗炎药、阿片类药物和肌肉松弛药；部分抗癫痫药、抗抑郁药以及去甲肾上腺素再摄取抑制剂也可用于疼痛症状、睡眠和疲劳感的改善。血管扩张药可以改善椎管内软组织血液循环，增加神经组织血流量，减轻缺血性神经损伤，从而缓解疼痛、麻木等症状，并可改善病人生活质量。在椎管狭窄影响血液循环的情况下，扩张血管药、活血化瘀药以及维生素 B 族等可以促进血液循环，为狭窄部位提供血液和氧气；神经营养药（如甲钴胺）可减轻腰椎管狭窄症病人症状，可能对提升行走距离有益。近年来，中医药在腰椎管狭窄症治疗领域也取得了一定进展，腰椎管狭窄症属中医"痹证""痿证""腰腿痛"等范畴，可以根据辨证论治原则给予相应的治疗。

（2）理疗

理疗是保守治疗的主要方法。牵引、推拿等手法治疗可以缓解腰部肌肉紧张，减轻神经根粘连，从而减轻症状；离子导入疗法和红外线治疗等方法也有助于改善病情。

（3）功能锻炼

针对病人的症状和情况进行有氧运动、力量训练、柔韧性训练、腰椎屈曲训练（如骑自行车）、肌肉协调训练、平衡训练、佩戴腰部半刚性矫形器、穿背带和紧身胸衣、脊柱姿势指导和训练等可有效缓解症状。此外，减肥是超重病人的一项重要目标，可以减轻腰椎前凸并尽量减少脊柱轴向负荷。制订适合的功能锻炼计划，有助于增强腰部肌肉力量，改善脊柱稳定性。

（4）封闭疗法

对于严重疼痛的病人，可在影像引导下行硬膜外注射治疗以提高药物治疗的精准性。经椎板间行类固醇注射能提高短期疗效（3～6 个月），可缓解病人的间歇性跛行或放射痛症状。影像引导下，经椎间孔行类固醇多部位注射能缓解病人的下肢疼痛或神经源性间歇性跛行症状，并维持疗效 3～36 个月。

（5）病人教育

主要针对的是腰椎管狭窄症病人的教育，引导病人充分认识这个疾病。采取常规锻炼、核心力量加强、平衡饮食、维持理想体重等生活方式干预是脊柱健康管理的重要部分。

总之，保守治疗对于腰椎管狭窄症是一个重要的治疗选择。然而，治疗方法的选择需要根据病人的具体情况来确定。对于一些严重或保守治疗无效的情况，手术治疗也是一个可行的选择。在面对腰椎管狭窄症时，重要的是进行充分的沟通和讨论，以制订最适合病人情况的治疗方案。

知识点延伸
腰椎管狭窄症的临床表现一般有哪些

腰椎管狭窄症常伴有明显的神经压迫，例如下肢放射痛、麻木、乏力、步行功能减退和平衡失调等。长期站立和行走可能会使症状更加严重，而坐下或平躺可以减轻这种情况。当病人蹲着行走时，症状可能会有所减轻。如果病人的疼痛没有随着行走加重，说明狭窄程度较轻。当椎管狭窄程度进一步加重时，病人可表现为下肢无力和大小便功能障碍，严重者甚至瘫痪。

间歇性跛行是本病的典型表现，间歇性跛行是指病人在行走十余米或几百米后，会出现单侧或双侧腰腿痛、下肢麻木、无力以至跛行等情况；但蹲下或坐下稍休息几分钟后，就可以继续行走。

此外，本病还有一个明显的特点：问诊时病人觉得症状很严重，但是临床医生在做体格检查时却发现体征较轻。其原因是该病的主要体征为马尾神经受压而出现的多个节段损伤，主要表现为下肢、臀部和会阴部的感觉减少，下肢肌肉萎缩，肌力反射下降。但是在检查时，因为没有影响腰椎的前屈，通常导致医生无法发现病人显著的异常。

83. 得了强直性脊柱炎怎么办

强直性脊柱炎是一种主要以中轴关节慢性非特异性炎症为主的全身性、进行性、风湿性疾病，可累及其他关节和内脏器官，病因未明。强直性脊柱炎患病率与种族、地区、性别、年龄等密切相关。强直性脊柱炎具有隐匿性，病程发展缓慢，早期不易诊断，因此临床的误诊漏诊率较高。强直性脊柱炎病人后期出现脊柱后凸畸形、关节强直等功能障碍，致残率高，严重影响病人的生活质量。因此，病人诊断明确以后，应该在专科医师的指导下，开展早期治疗和康复，这对于减少强直性脊柱炎病人功能障碍、改善强直性脊柱炎预后十分必要。

知识点延伸

一、强直性脊柱炎的临床表现有哪些

强直性脊柱炎常发生于 10 ~ 40 岁的青壮年，男性多于女性，有明显的家族聚集性。该病起病隐匿，早期可无任何临床症状，有些病人在早期可表现出轻度的全身症状，如乏力、消瘦、长期或间断低热、轻度贫血等。此后逐渐出现腰骶部疼痛、僵硬及关节活动受限。疼痛及活动受限一般起自骶髂关节，逐渐向上发展波及胸椎和颈椎，晚期出现典型的竹节样脊柱和驼背畸形。

强直性脊柱炎的临床表现分为关节病变表现及关节外病变表现。

1. 关节病变

强直性脊柱炎病人多数关节病变起自骶髂关节，逐渐上行发展至颈椎，也有少数病人有颈椎或多个脊柱节段同时受侵犯。早期病变关节有炎性疼痛，伴有关节周围肌肉痉挛、僵硬，晨起时明显。也可表现为夜间痛。随着病情发展，疼痛逐渐减轻，而脊柱关节活动受限和畸形明显，晚期整个脊柱和下肢僵硬、脊柱前屈畸形。

（1）骶髂关节炎：约90%的强直性脊柱炎病人最先表现为骶髂关节炎。表现为反复发作的腰骶部疼痛、僵硬，可放射至臀部和大腿，但查体无阳性体征，直腿抬高试验阴性。骶髂关节挤压和（或）分离试验可为阳性。也有些病人，无骶髂关节炎症状，仅在影像学检查时发现异常。

（2）腰椎病变：主要表现为下背部和腰部活动受限。体检可发现腰椎棘突压痛，椎旁肌肉痉挛；晚期可有腰肌萎缩。

（3）胸椎病变：表现为胸背部疼痛，最常见为驼背畸形。严重者胸廓扩张受限，胸腹腔容量缩小，心肺功能和消化功能障碍。

（4）颈椎病变：颈部疼痛，活动受限。

（5）周围关节病变：部分强直性脊柱炎病人常有外周关节受累表现，多为膝关节、肩关节等外周大关节，主要表现为局部疼痛、关节活动受限。

2. 关节外病变

强直性脊柱炎可侵犯全身多个系统，并伴发多种疾病。常见的全身症状包括疲劳、贫血、体重下降、低热等；虹膜炎、肺纤维化等被认为与强直性脊柱炎相关；累及心脏可出现主动脉瓣病变、心脏扩大、传导阻滞等。

二、强直性脊柱炎病人的具体治疗方法有哪些

1. 非药物治疗

（1）病人教育：病人教育应包含疾病知识，建议病人终身坚持锻炼和姿势训练，改变与强直性脊柱炎相关的工作和生活习惯，并告知病人常规随访和治疗共存疾病的重要性。所有接受药物治疗的病人还应了解药物信息、坚持规律用药的必要性、疾病活动性监测以及可能发生的治疗副作用。

（2）戒烟和心理支持：除了增加心血管风险以及对健康产生其他不良影响外，吸烟还与脊柱结构性损伤进展相关，因此建议病人戒烟。应对病人进行焦虑和抑郁筛查，并鼓励他们参与病人小组及关节炎自助项目。

（3）锻炼和理疗：锻炼可改善心血管机能，以及减轻疾病活动性。新诊断的强直性脊柱炎病人应接受理疗师的初始评估和训练。锻炼包括姿势训练、关节活动锻炼、伸展运动和娱乐活动，有时需要进行水疗。脊柱融合或晚期脊柱骨质疏松病人不能进行脊柱推拿术。家中锻炼对病人有效，但是监督下的锻炼项目或正式理疗更有效，而锻炼结合水疗可能比单纯锻炼更有效。强直性脊柱炎病人一般无须住院康复，但有社会心理问题的病人可选择住院康复。

2. 药物治疗

（1）非甾体抗炎药（nonsteroidal anti-inflammatory drug，NSAID）：是强直性脊柱炎治疗的一线用药，持续的NSAID治疗可改善病人的临床症状和功能。对于病情稳定的强直性脊柱炎病人，持续NSAID治疗的潜在风险大于益处，应改为按需给药。

（2）传统合成改善病情抗风湿药物（conventional synthetic disease-modifying antirheumatic drugs，csDMARDs）：常用于强直性脊柱炎治疗的csDMARDs有柳

氮磺吡啶、甲氨蝶呤、沙利度胺等。柳氮磺吡啶和甲氨蝶呤多用于强直性脊柱炎病人的外周关节炎治疗，其中柳氮磺吡啶对强直性脊柱炎病人的中轴病变亦有效。沙利度胺用于维持强直性脊柱炎缓解的效果优于柳氮磺吡啶，但外周神经炎、肝功能异常和嗜睡的不良反应发生率更高，且其具有致畸性，孕妇绝对禁用。对于疾病持续缓解病人，可参考类风湿关节炎治疗，逐渐撤减 csDMARDs。

3.外科手术治疗

对于髋关节病变导致难治性疼痛或关节残疾及有放射学证据的结构破坏，无论年龄多大都应该考虑全髋关节置换术。对有严重残疾畸形的病人可以考虑脊柱矫形术。发生急性脊柱骨折的强直性脊柱炎病人应该进行脊柱手术治疗。

六、四肢疼痛怎么办

84. 扳机指是什么

扳机指又称为指屈肌腱狭窄性腱鞘炎，通常是指手指屈曲和伸直出现障碍，是由于肌腱劳损导致肌腱、腱鞘过度摩擦而引起的无菌性炎症。本病多发于 50～60 岁的中老年女性，男女比例约 1:7。多见于长期从事手工业劳动者，近年来手机及其他电子产品得到广泛普及，不当的使用方式及长时间无节制使用，导致扳机指的发病率呈现上升和低龄的趋势。拇指及无名指的发病率明显高于中指、食指或小指。本病初期，患指常有疼痛、僵硬等不适感，活动后减轻。随着病情加重，肿大的肌腱在狭窄的腱鞘中通过时产生疼痛，严重时有绞索、卡顿甚至屈指不能，严重影响工作及生活。

知识点延伸

得了扳机指该如何治疗

1. 冲击波治疗

冲击波是一种兼具声、光、力学特性并且具有良好穿透性的机械波，其穿过皮肤进入人体后，接触到不同介质的表面后会使不同介质的表面产生不同的机械应力效应，刺激血管内皮细胞生成，从而使得局部血液循环得到改善，起到了松解粘连及消炎镇痛的作用。

2. 封闭治疗

封闭治疗通过将激素与镇痛药物混合后进行局部注射，可达到迅速缓解症状的目的。类固醇药物具有改善细胞通透性以及抗炎止痛的作用，采用注射类固醇药物的方式可治疗桡骨茎突狭窄性腱鞘炎的水肿。

3. 手术治疗

手术治疗主要包括局部切开减压及关节镜治疗，开放性手术以拇短伸肌腱鞘切开减压较多见。

4. 中医理疗

（1）针灸治疗：针刺局部穴位或阿是穴，局部可行气活血、化瘀通络、散寒除痹，整体上可畅通全身气机，使筋得濡养，局部瘀滞得以消散。

（2）艾灸疗法：艾灸可以刺激局部经络，促进血液循环，对于缓解肌腱痉挛有着显著效果，艾灸还具有活血化瘀、镇痛安眠的效果，对于改善桡骨茎突狭窄性腱鞘炎病人的肿痛有良效，同时对于疼痛影响睡眠的病人又能起到改善睡眠的作用。

5. 针刀治疗

针刀作为一种针灸针与手术刀结合的治疗器具，可以通过刺激穴位，达到行气通络、活血化瘀的目的，还可以切开瘢痕、松解局部粘连。

　　扳机指的治疗方法有很多，类固醇药物治疗扳机指的疗效远高于其他治疗方式，但病人复发率较高且未解除肌腱处的卡压。对于腱鞘炎的治疗应从桡骨茎突狭窄性腱鞘炎产生的病因病机入手，根据病人的具体情况采用个性化的治疗手段。

85. 手肘疼是什么原因

　　肘关节疼痛在日常的生活中是比较常见的，原因通常有以下几点。

（1）肱骨外上髁炎（网球肘）

　　表现为肘关节外侧前臂伸肌起点处肌腱发炎疼痛。疼痛的产生是由于前臂伸肌重复用力引起的慢性撕拉伤造成的，用力抓握或提举物体时感到患部疼痛。网球肘是过劳性损伤的典型例子，网球、羽毛球运动员较常见，家庭主妇、砖瓦工、木工等长期反复用力做肘部活动者也易患此病。

（2）肱骨内上髁炎（高尔夫球肘）

　　肱骨内上髁附着着前臂屈肌及旋前圆肌肌腱，经常用力屈肘屈腕及前臂旋前时，尺侧腕屈肌处于紧张收缩状态，从而易使其肌腱的附着点发生急性扭伤或慢性劳损。投掷动作或跌倒手掌撑地时，肘关节伸直而前臂过度外翻，可使前臂屈肌及旋前圆肌肌腱附着点部分撕裂。慢性劳损者多发生腕、肘关节用力反复屈伸及前臂旋转活动，造成肌腱、韧带长期磨损。

（3）鹰嘴部滑囊炎（矿工肘）

　　鹰嘴部有两个滑囊，一个位于鹰嘴突与皮肤之间，另一个位于肱三头肌腱下与鹰嘴尖上端的骨面之间。鹰嘴滑囊炎多发生于前者，发病原因以创伤为多见，常因撞伤或经常摩擦而导致，旧时煤矿工人在矿井中运煤时用肘支撑匍匐前进，长期碰撞、挤压、摩擦鹰嘴部而导致炎症者甚多，故也称为矿工肘。主要表现为鹰嘴部皮下囊性肿物，直径约 2～4cm，可有轻微压痛。

（4）痛风

　　痛风严重时可以累及人体多个关节，出现关节疼痛及肿胀，严重者会有皮温升高、皮肤红肿及形成痛风石，要早期检查血尿酸及进行手肘关节的 X 线检查，以早期诊断和治疗。

（5）风湿和类风湿

　　风湿和类风湿可以累及多个关节，可以有游走性的疼痛，可以有晨起时疼痛加重以及晨僵的症状。

（6）骨质疏松

　　严重的骨质疏松可以累及人体多个骨关节而导致肿痛。

（7）骨性关节炎

骨性关节炎也可以累及人体多个关节而导致肿痛，严重者会有骨赘形成，以及关节畸形。

（8）周围神经卡压症

一些顽固性肘部疼痛，即使治疗后疼痛仍不见好转。如果同时还有颈椎疾病、手指手臂等部位感觉异常的话，可能得考虑是神经受压引起的肘部疼痛。

（9）心绞痛

心绞痛最常见的表现是胸痛，但也有极少数人在心绞痛时表现为肘部或手臂疼痛。如果剧烈活动时肘部疼痛，休息时不痛，同时还有胸闷、心慌等症状的话，也不能排除心绞痛可能。

知识点延伸

一、"网球肘"为人们熟知，但你了解"网球腿"吗

网球腿表现为运动过程中或运动后小腿后侧突然出现的剧烈疼痛，因多见于网球运动者而得名。网球腿最早被认为是由跖肌撕裂造成，后有病例报道腓肠肌及比目鱼肌的断裂均可引起网球腿症状，故现将小腿后侧间室肌肉撕裂伤或断裂伤总称为网球腿。

二、该如何应对肘部疼痛

（1）冰敷疼痛部位：大多肘部疼痛都会有炎症、组织液渗出等情况，冰敷可以减轻炎症反应和疼痛。具体冰敷次数、时间没有特别要求，只要觉得舒服就多敷一会儿。冰敷时在冰袋与皮肤之间垫一张毛巾，避免冰块直接接触皮肤，以防冻伤。

（2）使用止痛药：如果疼痛明显，可以服用如布洛芬、阿司匹林等止痛药。一定要按说明书的剂量、用法服用，对于有胃溃疡、消化道出血、严重肝肾功能不全等疾病的病人，应咨询医生后再考虑是否服用。

（3）及时去医院就诊：建议及时到专科医生处检查清楚疼痛原因，采取适当的保护治疗措施，避免进一步的损伤。

---

86. 睡觉的时候总是觉得腿不舒服是怎么回事

睡觉的时候总是觉得腿不舒服有可能是不宁腿综合征，又称不安腿综合征或 Willis-Ekbom 病，是一种主要累及腿部的神经系统感觉运动障碍性疾病。具体来说，病人会在静息状态下出现难以形容的双下肢不适，从而迫使病人有活动双腿的强烈愿望，症状常在夜间休息时加重并有强烈活动双腿的想法，按摩、活动双腿或下床行走方能缓解症状。其中女性的发病率约为男性的 2 倍，不宁腿综合征在各年龄组皆可发

病，但多见于中老年人。不宁腿综合征的症状不仅限于腿部，有时也会出现在腕部、手臂或其他部位。不宁腿综合征常伴失眠、睡眠片段化、白天困倦以及焦虑、抑郁症状，严重影响生活质量。

知识点延伸

一、不宁腿综合征的原因以及相对应的治疗方法

原发性不宁腿综合征原因常不明确，可能与遗传有关；继发性不宁腿综合征常与多种疾病或药物使用相关。①原发性不安腿综合征：可能与遗传、脑内多巴胺功能异常有关。②继发性不宁腿综合征：许多疾病易导致不宁腿综合征，如慢性肾衰竭、多发性神经炎、类风湿关节炎、帕金森病、干燥综合征、缺铁性贫血、叶酸和维生素 B12 缺乏等，血液透析、特殊药物使用史等亦可导致该病。此外，营养不良、机体免疫力下降、妊娠等也可诱发不宁腿综合征。

二、不宁腿综合征的治疗

（1）对于具有间歇性或轻度不宁腿综合征的病人，建议非药物治疗，并且有时这可能是唯一必要的治疗。然而，对于其他类型的不宁腿综合征病人来说，也应考虑和建议采取非药物治疗措施作为处方药治疗的补充治疗方法。对不宁腿综合征有帮助的非药物治疗包括按摩、拉伸、散步、分散认知注意力，或进行温水或冷水浴。

（2）补铁疗法：如果不宁腿综合征病人需要进行铁补充治疗，一线方法通常是口服铁剂补充治疗。目前各种口服铁剂补充疗法最常见的是硫酸亚铁。维生素 C 有助于消化道对铁元素的吸收，往往能将不良反应降到最低。如果口服铁剂不能有效吸收，或不宁腿综合征严重的病人，可以考虑使用静脉铁剂补充治疗。

（3）加巴喷丁：加巴喷丁和相关药物最近已成为不宁腿综合征治疗的首选一线药物，其主要的原理为影响神经递质的释放。

（4）多巴胺受体激动剂：普拉克索、罗替戈汀等一直是治疗不宁腿综合征的传统药物。然而，在过去的十年中，越来越多的证据表明此类药物因潜在的不良事件而存在若干缺陷。

（5）阿片类药物：基于证据的阿片类药物疗法用于治疗不宁腿综合征的效果较好，特别是长效释放的药物。阿片类药物通常保留给其他药物治疗失败的病人。但是由于个体差异大，用药不存在绝对的最好、最快、最有效，所以说当出现症状时应在医生指导下充分结合个人情况选择最合适的药物。

---

87. 大腿疼痛挂什么科

大腿疼痛可以挂的科室，应根据疼痛性质和相关伴随症状分析，具体如下。

（1）血液循环障碍

大腿疼痛，同时合并腿肿、腿的颜色改变，病人可能需要挂血管外科进行诊断和治疗。

（2）麻木、无力

病人挂疼痛科、神经科可能更合适。

（3）髋关节活动障碍

若病人有饮酒史、激素使用史等，可能需要挂疼痛科、关节科进行诊断，检查是否因髋关节所引起的问题。

知识点延伸

一、大腿疼痛的治疗

大腿疼痛一般可以采取药物治疗、理疗、手术治疗等方法进行缓解。

1.药物治疗

大腿疼痛需要抗炎镇痛，在无用药过敏的情况下，首先考虑非甾体抗炎药，可在医生指导下口服布洛芬缓释胶囊等。如果有感染的症状，也需要在医生指导下服用抗菌药。

2.理疗

可以选择红外线治疗、低周波疗法、中频电疗、高频电疗；还可以选择冲击波疗法，也可以配合牵引治疗，但是这些理疗一定要在医生指导下治疗，以免治疗不当出现其他不良反应。

3.手术治疗

如果是腰椎间盘突出症导致的大腿疼痛，可以采用小开窗或者是部分的椎板切除手术切除间盘。一部分病人需要切除间盘之后内固定，绝大多数病人术后都能有很好的效果。

二、大腿疼痛的注意事项

1.中医的针灸、推拿、拔罐、艾灸疗法等也可以有效缓解大腿疼痛症状。

2.平常不要弯腰过多，不要睡太软的床；还可以多做"拱桥运动""飞燕运动"及多游泳，都是可以防止病情加重的。

---

88. 小腿疼痛挂什么科室

小腿疼痛根据不同的疼痛反应和合并症状，选择不同的科室进行就诊，具体如下。

（1）关节科、疼痛科

小腿疼痛合并关节肿胀、关节活动障碍，可能为关节本身引起的问题。

（2）周围血管科、血管外科

小腿疼痛合并腿部肿胀、颜色变化等，可能存在血管的问题。

（3）疼痛科、内分泌科

小腿疼痛合并晚夜间疼痛、抽筋，一般为骨质疏松的表现。

知识点延伸

小腿酸痛的治疗

一般根据小腿酸痛的病因进行相应治疗，具体如下。

1. 药物治疗

可在局部贴敷膏药，一般每天6～8小时，可起到活血化瘀、疏经通络的作用。如果酸痛较明显，影响日间睡眠，可口服非甾体抗炎药，如布洛芬、双氯芬酸钠、洛索洛芬钠，以及塞来昔布、依托考昔等。根据自身胃肠道情况进行选择，建议饭后口服，一般可起到较好的抗炎、镇痛效果。

2. 功能锻炼

进行免负重训练，如直腿抬高、空中自行车、骑自行车等，有助于小腿肌肉疼痛缓解。也可以适当进行游泳、瑜伽，以及其他功能锻炼等，可使肌肉功能不断加强，避免肌纤维撕裂。

3. 其他治疗

应减少损伤因素，避免剧烈体育运动，适当进行休息，避免小腿腓肠肌肌纤维再次出现撕裂。可通过热敷促进血液循环，降低炎症因子，进而减轻疼痛。每晚可用温热水浸泡双侧踝关节，促进血液循环，使小腿部位血运增加，有助于炎症缓解。

---

89. 运动后小腿疼痛是怎么回事

运动后，小腿疼痛，主要原因具体如下。

（1）小腿三头肌拉伤

小腿三头肌支撑跳跃、运动等，损伤后会引起小腿后侧肌群疼痛。

（2）骨及关节疼痛

包括膝关节损伤、创伤性关节炎、半月板损伤、踝关节损伤等，会连带小腿疼痛较明显。

（3）腰椎疾病

腰椎疾病包括腰椎间盘突出症、腰椎管狭窄症，除疼痛外，还可能合并麻木、无力等现象。

（4）钙丢失较多

体内钙丢失较多，会导致小腿痉挛而产生疼痛。

知识点延伸

运动损伤后的处理方式

1. 先冷敷后热敷

如果出现急性软组织损伤，伴有疼痛和肿胀的感觉，应该立即对相应损伤部位进行冷敷。能够很快降低疼痛感，但是病人要注意，冷敷时间不要过长，以免冻伤皮肤。热敷一般需要在运动损伤 72 小时之后，而且还要在肿胀和流血都已经结束的前提下。建议病人可以采取先冷敷后热敷的冷热兼敷方法，比如冷敷后受伤表面恢复正常体温后，就可以进行热敷。这种冷热兼敷的方法有助于带走新陈代谢的产物，促进伤口的愈合。

2. 药物治疗

如果运动损伤状况较严重，可以进行药物治疗。比如说吃药、敷药等。一般需要在用药之前先对患处进行消毒，可以用碘伏或者是医用酒精消毒，然后再进行敷药。这个时候可能会有疼痛感，病人要克服一下。

3. 绷带包扎

如果病人的病情严重，需要避免患处的活动才能尽快恢复，这个时候可以采用绷带包扎的方法固定活动部位。

运动损伤后病人一定要正确处理和治疗损伤部位才能够尽快康复。提醒大家在运动之前，要做好热身活动，能够有效降低出现运动损伤的概率，还有就是饭后不宜进行太过剧烈的运动，以免出现胃下垂。经常运动的人有必要备上一些医用酒精、绷带、橡皮膏等物，以便出现意外时及时处理。

---

90. 单侧腿疼痛是怎么回事

单侧腿的疼痛，主要原因如下。

（1）软组织型或者肌肉型疼痛

运动、劳损所致发热疼痛反应，包括单侧肌肉拉伤、小腿三头肌拉伤、股四头肌拉伤、股二头肌拉伤等。

（2）关节性疼痛

包括髋关节、膝关节、踝关节等引起的关节炎症，或者关节退变引起的骨关节炎、滑膜炎等。

（3）神经性疼痛

包括腰椎间盘突出症、腰椎管狭窄症、坐骨神经痛、梨状肌综合征，病人有时表现为单侧腿的疼痛，一般合并麻木、无力等症状。

（4）血管性因素

包括深静脉血栓、静脉曲张、动脉供血不足、动脉栓塞等，除疼痛外，还合并皮肤肿胀、颜色改变或者发凉等现象。

知识点延伸

单侧腿酸痛的处理

单侧腿酸痛可能是由于腰椎间盘突出症、骨关节炎、股骨头坏死等原因导致。

1. 腰椎间盘突出症

腰椎间盘突出如果压迫到神经根，会在神经根分布的区域产生放射痛。这种情况在腹内压增高的时候会有疼痛加剧的现象，另外，再做下肢拉伸活动的时候，也会有疼痛加剧的表现，例如单腿酸痛。腰椎间盘突出症病人可以口服非甾体抗炎药进行治疗，如布洛芬、双氯芬酸钠等，还可以进行硬膜外类固醇药物注射，均可使病人得到缓解。

2. 骨关节炎

如果病人骨关节炎在下肢发作，会造成明显的单侧腿酸痛症状出现，不仅会导致关节出现疼痛，还会诱发周围肌肉、韧带出现疼痛，骨关节炎发作还会伴有下肢的骨质疏松及增生的情况。其中骨质增生还会诱发下肢软组织出现刺激、压痛等症状。对于骨关节炎引发的腿痛在日常生活中需要避免站立、尽量穿平底鞋，积极进行治疗可以有效恢复。如果病人症状不是很严重，可以采用改善生活方式的方法进行治疗，例如加强功能锻炼、减轻体重、避免抽烟等不良的生活习惯等，如果病人退变加重，则需要口服消炎镇痛药物以及营养软骨的药物进行治疗。

3. 股骨头坏死

股骨头坏死可能会引起单侧腿酸痛，随着病情的加重还可能会导致行走困难，甚至出现髋关节活动受限、僵硬等情况。股骨头坏死之后，股骨头内的压力会产生变化，也会产生一些炎症因子，这些因素都会导致髋关节疼痛。股骨头坏死病人早期可以通过药物治疗，避免剧烈活动缓解，还可以选择截骨术和干细胞移植等治疗。

---

91. 脚踝肿痛是什么原因

脚踝肿痛在临床上是比较常见的一类症状和体征，临床上引起脚踝肿痛，常见的原因主要包括以下几方面。

（1）踝关节损伤

这类原因在临床当中是最为常见的。由于运动扭伤等情况，损伤局部的踝关节软组织，比如踝关节的韧带、关节囊肌腱等。当损伤情况严重，也可能会引起踝关的撕脱骨折，导致肿胀和压痛非常明显。如果脚踝肿痛非常明显的时候，建议尽快到医院进行拍片检查并进行治疗，以免遗漏病情，影响正常的生活。

（2）骨关节炎

多发于中老年人。此病主要见于软骨的退变增生，诱发关节的无菌性炎症，产生关节肿胀、疼痛、积液以及活动受限等相关病症。一般多见于负重关节，尤其见于膝、髋、踝等负重比较多的关节。如果是骨关节炎引起的肿痛，一般需要抗炎、镇痛、休息或者热敷，可以得到部分的缓解。

（3）踝关节周围的特殊病变

包括踝关节周围的代谢性骨关节炎，如痛风等情况。有时也见于踝关节的感染性疾病，比如踝关节结核、踝关节周围软组织的肿瘤等，均会导致脚踝的肿胀和疼痛。

（4）骨赘

脚踝处的骨赘逐渐增大压迫周围的神经、肌腱等组织时，可能会造成脚踝突然肿胀、疼痛。骨赘会严重影响到一些病人日常生活，严重的话，骨赘有时会使病人出现走路不稳、眩晕、言语不清等症状，更严重的话，还会导致瘫痪，大小便失禁。所以一旦患上骨赘应该尽快进行就医。

（5）痛风性关节炎

由于体内嘌呤代谢紊乱导致血尿酸浓度过高，在关节内形成尿酸结晶，进而引起的关节周围炎症反应，病人在急性发作期会出现关节红、肿、热、痛等症状，可表现为脚踝突然肿胀、疼痛等。痛风是长期嘌呤代谢障碍、血尿酸增高引起的。如果病人无临床症状，血中尿酸浓度高于正常值，医学上称为高尿酸血症。血中尿酸浓度如果达到饱和溶解度的话，这些物质最终形成结晶体，积存于软组织中，最终导致身体出现炎症反应。痛风通常分为三期：①急性关节炎期。多在夜间突然发病，受累关节剧痛，首发关节常累及第一跖趾关节，其次为踝、膝等。关节红、肿、热和压痛，全身无力、发热、头痛等。可持续3～11天。饮酒、暴食、过劳、着凉、手术刺激、精神紧张均可成为发作诱因。②间歇期。持续数月或数年，随病情反复发作，间期变短、病期延长、病变关节增多，逐渐转成慢性关节炎。③慢性关节炎期。由急性发病转为慢性关节炎期平均11年左右，关节出现僵硬畸形、运动受限。30%左右病人可见痛风石、肾脏合并症以及输尿管结石等。晚期有高血压、肾和脑动脉硬化、心肌梗死。少数病人死于肾功能衰竭和心血管意外。

知识点延伸

脚踝突然疼痛的治疗

对于关节损伤来说，如果是急性疼痛或者是崴脚的情况下应首先进行冰敷，及时进行休息。

1. 踝关节骨关节炎

（1）药物治疗：硫酸氨基葡萄糖是治疗踝关节骨关节炎的主要药物，大多数病人用药后能够改善关节炎症，还可以调节软骨代谢，从而减轻了踝关节疼痛及肿胀等不适。该药物产生的副作用较小，且治疗效果较为显著，病人可以长期服用，但用量方面应与医生进行交流。

（2）关节冲洗清理术：针对于早期或是中期的踝关节骨关节炎病人，已经明确出现软骨损伤，可采用关节冲洗清理术治疗，可以达到令人满意的治疗效果。

（3）理疗：除了上述治疗方法，还可结合踝关节骨关节炎病人的病情选用理疗方法，比如水疗、电疗、针灸以及推拿治疗等均能改善关节的血液循环，还可以促进炎症的代谢，从而提高病人的生活质量。

2. 治疗骨赘的方案

（1）药物治疗：一般是针对一些病情比较轻的病人，可以服用消炎止痛药及抗骨质增生药等一些针对性的药物，还可以吃一些壮骨的药丸。吃药是很简单的事，所以病人在平时一定要注意按时吃药，防止病情恶化带来更大的痛苦。

（2）手术治疗：手术治疗一般是针对病情较为严重并且身体素质较好的病人，手术可以矫正骨关节畸形，缓解疼痛，使病人在日常生活中少受很多痛苦。

（3）按摩、针灸、牵引等一些理疗是有一定的疗效的，这些方法可以缓解疼痛。病人平时还可以做适当的锻炼，但一定要在骨质的承受范围之内。在剧痛时，可以卧床休息。骨赘会对生活产生很大的影响，平时一定要注意定期锻炼与理疗，这些方法还是很有效的。

3. 痛风性关节炎

（1）急性期的治疗：应祛除诱因并控制关节炎的急性发作。常用药物包括：①非甾体抗炎药为急性期首选的止痛药物，如双氯芬酸钠或双氯芬酸钾，或塞来昔布、美洛昔康等。症状控制后停药。应用期间注意监测血肌酐水平。②秋水仙碱在非甾体抗炎药无效时可考虑应用，开始时小量口服，直至症状缓解或出现药物副作用时停药。用药期间监测不良反应。③糖皮质激素。如果有肾功能不全的病人，急性期可以考虑糖皮质激素，临床常选用得宝松（复方倍他米松注射液）肌内注射。

（2）缓解期的治疗：可饮用碱化水来降低血尿酸水平，预防再次急性发作。①抑制尿酸生成药物可使用别嘌呤醇，可根据尿酸水平从小量开始逐渐加量。②促进尿酸排泄药物可使用苯溴马隆。应强调的是，降尿酸药物可能诱发急性关节炎，因此在急性期不宜使用，而且此类药物均应从小剂量开始使用。

（3）无症状高尿酸血症的治疗：一般治疗包括减肥、控制血脂、避免高嘌呤食物。同时对共患的高血压、高血脂、高血糖等病症予以积极治疗。降尿酸药物的应用时机目前尚无定论。由于无症状高尿酸血症的病人约5%～15%发展为痛风，如有心血管疾病或其他高危因素，应在血尿酸持续高于480μmol/L时开始规律降尿酸治疗。如无心血管疾病等高危因素，则可在血尿酸高于540μmol/L时开始持续降尿酸治疗。宜低嘌呤、低脂、低盐、低蛋白饮食，并应戒酒，以防痛风急性发作，并有利于尿酸排泄。

92. 膝部疼痛是什么原因

很多人在日常生活中会被膝部疼痛所困扰，常见原因如下。

（1）过度运动

本身有膝关节疼痛史的人、没有运动习惯而突然增加运动量的人、大体重、关节负荷高的人、长期缺乏锻炼的 40 岁以上女性和 50 岁以上男性，易因为突然增加的膝关节负荷导致软骨磨损、骨小梁微损伤、韧带劳损等问题而产生疼痛。

（2）骨关节炎

中老年人易发。启动疼，比如坐一会刚要起身时候疼，走几步后症状可减轻。常有关节骨骼增生突出、关节畸形。常常有关节缝隙和关节内侧的压痛。晚期关节炎一下地走路就疼，严重影响生活治疗。

（3）半月板损伤和半月板周围炎

屈伸膝关节时有疼痛感或者伴有疼痛的弹响。可有关节突然卡壳，没法弯曲伸直，过一会才能自行好转的表现，其原因是半月板撕裂会卡在膝关节中。有些轻度的损伤常伴有半月板周围炎，这种炎症性疼痛无论是膝关节活动中还是休息后刚活动时都可能发生。

半月板是膝关节的重要结构，主要功能是吸收震荡，使关节应力均匀分布。半月板在运动中或者外伤时非常容易损伤，而且由于血供很差，撕裂后很难自行愈合。严重的半月板撕裂往往意味着需要关节镜手术治疗。

（4）韧带损伤

前后交叉韧带、内外侧副韧带等韧带维持了膝关节的稳定，外伤易导致韧带断裂，断裂的韧带会降低膝关节一部分稳定性，活动时膝关节有错动感，不敢做敏捷动作，久而久之，软骨磨损、半月板损伤、膝关节反复积液，疼痛就出现了。

（5）关节游离体

关节游离体是在膝关节腔里游走的一些小骨头。形成的原因多样，但是一旦形成，往往会造成膝关节突然"嗝喇"一下，或者剧痛一下，或者感觉膝盖卡壳，活动不得。

（6）滑膜炎

绝大多数滑膜炎是因为其他疾病刺激滑膜引起的，风湿免疫系统疾病、痛风、外伤、骨关节炎等均可导致。寒冷、过量运动、外伤、烟酒、疲劳等都可能是滑膜炎发作的刺激因素。

（7）痛风

高尿酸人群易发，男性远比女性多见。发作前一天往往有饮酒、吃海鲜或烧烤、受凉、疲劳、过量运动等情况。多数病人表现出关节红肿热痛。

（8）寒冷湿刺激

阴天下雨前气压、湿度、温度会有明显的变化，这种改变会影响到身体病变部位的血液循环，造成代谢废物堆积，其中乳酸和炎症因子的积聚会让人感到膝部酸、胀、痛。

（9）不良习惯和解剖异常

股骨髁发育不良、股骨颈前倾角过大、胫骨后倾角过大、胫骨外旋、跟骨外翻、平足症、髌骨或滑车发育不良、骨盆倾斜等也会造成膝部疼痛。还有些是因为长期不良习惯引起，比如常穿高跟鞋、走路姿势"外八字"或"内八字"等。以上需要姿势矫正，症状严重者需要手术。

知识点延伸

膝关节该如何保养

1. 控制体重

身体的重量越大，膝关节所承受的力也就越大，磨损的速度也更快。

2. 养成良好的生活习惯

避免反复下蹲或长期下蹲，避免过量爬山或上下楼梯以减少关节面临的巨大压力。养成运动习惯但要避免过度运动。纠正不良坐姿，改善体态姿势。

3. 出行的工具要合适

对于有膝关节疼痛症状或疼痛风险的人，选择合适的助行器具可以分担关节压力，提高步行的稳定性，减轻腿部的负担。对于所有人，穿一双合脚的鞋可以减少运动时膝盖承受的撞击与压力。

4. 适当补钙

多吃一些含钙丰富的食物，如牛奶、稻类、绿叶青菜、花生、紫菜等。当食物中含钙量不足时，可以适当加吃一些钙片。另外，在日常生活中，增加运动和日晒也很重要。

5. 注意保暖

膝关节由于缺少丰富肌肉和脂肪组织的保护，局部热量容易散失，温度常比其他部位低。膝关节如果遇到湿寒，会影响局部的血液循环，加速衰老。尤其是对于已经受损的膝盖来说，远离湿寒的环境对于保护膝盖来说尤为重要。

6. 及时去医院就诊

如果有膝关节疼痛建议及时到专科医生处检查清楚疼痛原因，采取适当的保护治疗措施，避免进一步损伤。

七、其他疼痛

93. 左背上部疼痛的原因是什么

左背上部疼痛，根据不同类型的问题分析，需要高度关注的是心脏疾病和颈椎病，以及软组织的问题，具体如下。

1. 病人需要排除心脏疾患的表现，包括心绞痛、急性冠脉综合征，甚至心肌梗死早期表现，如果同时也存在呼吸影响、大汗淋漓、缺氧表现等，病人需要到心内科、急诊科，进行心电检查、听诊等。

2. 颈项部肌肉受刺激可引起肌肉疼痛；筋膜受到寒凉刺激可引起肌筋膜炎；颈椎病压迫肩胛背神经等，也会引起左背上部疼痛。

3. 还与不良生活习惯有关，如低头工作时间较长、肩胛部活动不当等有关。

知识点延伸

一、慢性腰背痛的表现

慢性非特异性腰背痛的临床表现多样，以腰背部、腰骶部疼痛为主要表现。多数病人可同时存在腰部无力、僵硬感、活动受限或协调性下降，严重者可发生睡眠障碍。疼痛症状多于卧床休息后减轻或消失。弯腰、久坐、久站后加重。经热敷、按摩等保守治疗后疼痛症状多可暂时缓解。体格检查常可发现疼痛部位存在肌张力增高或明显局限性压痛点（扳机点），研究证实扳机点的数量与疼痛程度和睡眠质量密切相关。

二、慢性腰背痛如何治疗

慢性非特异性腰背痛的主要治疗目标是改善病人的躯体功能、恢复正常活动、预防残疾及维持工作能力。治疗方法包括药物治疗、康复治疗和认知行为疗法等。

1. 药物治疗

常用的治疗药物包括非甾体抗炎药（NSAIDs）、肌松药及中枢性镇痛药等。腰背痛症状较重的病人更适合使用肌松药和镇痛镇静类药物，而功能障碍严重的病人较宜选择中枢性镇痛药。

（1）NSAIDs。NSAIDs 具有镇痛、抗炎的药理作用，是临床上治疗慢性腰背痛的常用药物。但此类药物可能会有胃肠道和心血管系统损害、增加心肌梗死的风险，使用前应对胃肠道和心血管系统风险进行评估。药物治疗时应在最短必需疗程内使用最小有效剂量，建议使用时间不超过 3 个月。

（2）肌松药。包括苯二氮䓬类药物（如地西泮、四氢西泮等）和非苯二氮䓬类药物（如乙哌立松、环苯扎林、托哌酮等）。对合并肌肉痉挛者可酌情使用，临床以非苯二氮䓬类较常用。

（3）阿片类药物。包括弱阿片类药物（如曲马多、可待因等）和强阿片类药物（如吗啡、羟考酮、氢化吗啡酮、芬太尼等）。通常在其他治疗方法无效时推荐使用阿片类药物治疗。为降低药物蓄积风险，优先选择缓慢释放的弱阿片类药物，用规律给药代替疼痛时给药。

（4）抗抑郁药。抗抑郁药是治疗慢性腰背痛的辅助用药，常选择三环类抗抑郁药。该类药物缓解疼痛的具体机制尚不清楚。当病人合并有肾脏疾病、青光眼、慢性阻塞性肺疾病、心力衰竭等疾病或妊娠时禁用。

2. 康复治疗

（1）运动疗法：主要形式包括主动运动和有氧运动。主动运动包括运动控制训练、核心稳定训练、瑜伽等，有氧运动包括步行、慢跑、骑自行车、太极拳等。建议病人在康复治疗师或医生的指导下进行运动治疗。

（2）理疗：包括经皮神经电刺激、干扰电疗法、超声波疗法、低强度激光照射疗法、短波疗法等，但其疗效仍存在争议，应在医生指导下进行。在进行常规治疗的同时可辅以针灸治疗，但不建议单独使用针灸治疗。可进行短期推拿治疗。

3. 认知行为疗法

认知行为疗法是指通过改变病人的错误认知、去除导致不良情绪和行为的认知根源。结合行为训练和技能学习，达到缓解病情、提高病人生活质量的目的。

94. 脖子和肩膀之间疼痛是怎么回事

脖子和肩膀之间疼痛，通常由颈椎病引起。颈椎支配颈项部周围较多肌肉，如斜方肌、背阔肌等，导致颈项部位出现疼痛的主要原因具体如下。

（1）低头过久

低头过久会引起颈型颈椎病，表现为颈项部肌肉僵硬老化，出现脖子和肩膀之间的疼痛。

（2）寒凉刺激

若病人受寒凉刺激，如在空调环境或寒冷天气时，颈项部没有良好的保暖，均能造成脖子和肩膀之间的酸胀性疼痛。

病人脖子和肩膀之间出现疼痛可以使用制动方法，减少低头工作，让颈椎得到休息，也可对颈项部进行保暖处理，同时可以使用理疗手段如针灸、推拿等进行康复治疗。

知识点延伸

一、患有颈椎病应该如何进行康复治疗

对于颈椎病的病人，我们应遵循以非手术治疗为主。90%～95%的病人经过非手术治疗可以缓解或者痊愈，当非手术治疗无效时且符合手术指征时再考虑手术治疗。传统非手术治疗以牵引、针灸、推拿等为主，大多属于被动治疗。这些治疗的局限之处在于无法有效地调整颈椎生物力学，也无法改善颈椎自我保护功能，疗效较差且易复发。如今，生物力学调整与主动运动康复相结合是颈椎病防治的新理念和新趋势。

二、理疗的作用有什么，常见的治疗方法有哪些

理疗的常见作用，包括扩张血管、改善局部血液循环、解除痉挛、消除炎症和水肿、减轻粘连、调节自主神经功能、促进神经和肌肉功能恢复等。常用的治疗方法包括经皮神经电刺激疗法、离子导入疗法、电兴奋疗法、中频电疗法、超短波疗法、高压电位疗法、红外线治疗、激光疗法、超声波疗法、磁场疗法等。

95. 女性两侧臀部酸痛是妇科病吗

女性两侧臀部、骶尾部出现酸痛，可能是妇科疾病引起局部的疼痛反应。但是其他原因还有腰肌劳损、腰肌筋膜炎、腰背部的软组织损伤以及骶髂关节炎，还有生产过孩子的女性可能有髂骨致密性骨炎等，这些原因均能造成臀部和骶尾部的酸胀疼痛。

所以女性如果出现上述症状，不能只考虑妇科疾病，需要结合其他症状、病史以及查体的情况，才能够明确疼痛产生的原因，从而有针对性进行治疗。

知识点延伸

女性两侧臀部酸痛怎么缓解

女性两侧臀部出现酸痛的症状，首先考虑臀部肌肉的损伤和劳损，在这种情况下应该制动休息，不要长时间站和走，最好是躺在床上休息。对于酸痛症状的局部可以采用活血化瘀、消肿止痛的膏药进行贴敷治疗。同时可以在局部进行热敷、轻柔按摩、频谱照射等理疗。经过休息和相应的治疗，症状一般会在一周左右缓解，如果出现症状不缓解要及时上医院就诊，以除外其他的腰椎疾病、骨盆疾病或髋关节疾病等情况。另外，臀肌筋膜炎、类风湿关节炎、强直性脊柱炎等疾病也可能导致女性臀部两侧肌肉酸痛。

1. 如果病人臀部肌肉过度劳累或着凉，则有可能是臀肌筋膜炎，这类病人在弯腰或久坐后，疼痛可能会加重。这个时候病人应该保持让臀部肌肉放松的动作，避免症状加重。如果感觉疼痛太明显，可以在医生的指导下口服非甾体抗炎药，比如布洛芬等。

2. 类风湿关节炎累及脊柱时，可能导致臀部肌肉产生疼痛感，并在感冒后加重。有一部分病人在晨起的时候臀部也会有比较明显的疼痛感。这类病人可在医生的指导下，通过泼尼松等糖皮质激素控制炎症，减轻疼痛感。

3. 强直性脊柱炎累及臀部肌肉时，也会导致臀部肌肉酸痛，此时可通过 X 线检查、血常规化验等方法来诊断，确诊后病人可通过慢作用抗风湿药物抑制免疫

反应，比如甲氨蝶呤、沙利度胺等。

4. 也有些情况是由于久坐或久站造成臀部肌肉劳损；或是由于运动过程中产生过多的乳酸，因此造成臀部酸痛。女性臀部酸痛最重要的还是注意休息，防止劳累受凉，端正身体姿势，防止长期保持一个姿势，此外可配合口服消炎镇痛的药物，如双氯芬酸钠，布洛芬等。局部热敷，轻柔按摩，适当进行体育运动，均可有效缓解疼痛。

5. 还有些妇科疾病也可导致女性两侧臀部肌肉疼痛，当出现疼痛并伴随其他的妇科症状时，应尽快到医院进行检查。

96. 肌纤维疼痛综合征是什么

肌纤维疼痛综合征是一种慢性疾病，女性患病率较男性高，主要表现为全身性肌肉骨骼疼痛，以颈椎、胸椎、肩胛带及骨盆带部位的疼痛和僵硬感最为常见，可伴有肌肉无力酸痛及腰痛，并且常伴有一些其他症状，如疲劳、睡眠障碍、抑郁、焦虑等。目前其治疗多以改善症状、提高生活质量为主。

常见症状为：

（1）持续 3 个月以上的全身性疼痛

肌纤维疼痛综合征最明显的特征是病人会有全身性的肌肉疼痛，甚至是关节痛，而且多为钝痛，持续时间一般 3 个月以上，常见的疼痛部位有颈部、胸椎、肩部、背部等。另外，手部、膝盖、小腿、臀部、大腿等也可出现持续性的钝痛。

（2）全身多处组织存在压痛点

肌纤维疼痛综合征病人常常全身多处组织存在压痛点，而且压痛点一般都是对称分布，常见的压痛点有肩部肌肉、颈部肌肉、腰部肌肉、背部肌肉、臀部肌肉等。

（3）常伴有睡眠障碍、记忆力减退、晨僵等现象

知识点延伸

肌筋膜炎是什么

肌筋膜炎是以背部软组织肌肉僵硬疼痛为主要症状的非特异性炎症疾病，甚者伴有软组织条索样、结节样改变。此病病因多为长期慢性劳损或外力损伤后治疗不当，导致背部软组织发生炎症反应、充血水肿，长期发展以致肌肉筋膜粘连钙化，疼痛反复发作。其形成原因主要是当肌肉处于紧张或受伤状态时，肌纤维保护性收缩形成紧张性肌纤维，多个紧张性肌纤维形成紧绷肌带，呈现肌肉局部痉挛及深层组织水肿，引起局部循环及代谢障碍。随着人们的生活、工作方式发生改变，长期使用电子产品的不当姿势，空调的普及使身体处于寒凉的环境，都是此病发病率增高的诱因。

97. 骨质疏松症有哪些症状

不同的骨质疏松症临床表现有共性，绝大部分表现为夜间小腿三头肌抽筋样疼痛、身高逐渐变矮、驼背畸形、牙齿松动、指甲脆薄容易撕裂等情况。

骨质疏松症的症状较容易判断，但需选择针对性的治疗措施进行有效、规范化的治疗管理。

知识点延伸

骨质疏松症由什么引起

绝经后骨质疏松症：绝经后雌激素水平降低，无法有效抑制破骨细胞，从而导致破骨细胞的活跃，然后出现骨质疏松。老年性骨质疏松症：主要是由于老年人激素减少，刺激破骨细胞，抑制成骨细胞，而造成骨量的减少。特发性骨质疏松症：病因尚不明确，很有可能与骨代谢调节异常有关。继发性骨质疏松症：主要由影响骨代谢的疾病包括内分泌疾病、肾脏疾病、结缔组织疾病等或药物所致。

98. 骨质疏松症吃什么比较好

骨质疏松症主要由于缺少钙质引起，除补充钙剂外，还需要补充维生素 D。日常生活中增加钙摄入量，如含维生素 D 的食物和药物，对骨质疏松症病人或者预防骨质疏松症均能起到很好的效果。

常用的钙剂包括葡萄糖酸钙、螯合钙等，维生素 D 包括维生素 D3、骨化醇等药物。食物方面，如豆制品、牛奶制品，其钙含量均较高，建议增加摄入。如果希望促进钙质吸收，建议多晒太阳、多吃海鲜类食品。

知识点延伸

一、什么是骨质疏松症

骨质疏松症是一种以骨量低下、骨微结构损坏导致骨脆性增加，易发生骨折为特征的全身性骨病。其主要特点为单位体积内骨组织量减少，骨皮质变薄，松质骨骨小梁数目及大小均减少，骨髓腔增宽，骨骼荷载能力减弱。美国国立卫生研究院提出骨质疏松症是以骨强度下降、骨折风险性增加为特征的骨骼系统疾病，骨强度反映了骨骼的两个主要方面，即骨密度和骨质量。骨质疏松症可发生于不同性别和任何年龄，但多见于绝经后女性和老年男性。临床上主要表现为腰背、四肢疼痛，脊柱畸形，易骨折。

二、骨质疏松症是怎么分类的

骨质疏松症分为原发性和继发性两大类。原发性骨质疏松症又分为绝经后骨质疏松症、老年性骨质疏松症和特发性骨质疏松症三种。绝经后骨质疏松症常发生在妇女绝经后 5～10 年内；老年性骨质疏松症一般指年龄 70 岁以后发生的骨质疏松；特发性骨质疏松症主要发生在青少年，病因尚不明确；而继发性骨质疏松症是指由任何影响骨代谢的疾病和（或）药物导致的骨质疏松症。

三、骨质疏松症如何治疗

骨质疏松症的治疗包括基础措施与药物干预两个方面。

基础措施主要包括调整生活方式与骨健康基本补充剂。

1. 调整生活方式

（1）富含钙、低盐和适量蛋白质的均衡膳食。

（2）适当户外活动和日照，有助于骨健康的体育锻炼和康复治疗。

（3）避免嗜烟、酗酒，慎用影响骨代谢的药物。

（4）采取防止跌倒的各种措施，注意是否有增加跌倒危险的疾病和药物。

（5）加强自身和环境的保护措施（包括各种关节保护器）等。

2. 骨健康基本补充剂

包括钙剂、维生素D。

抗骨质疏松症的药物有多种，临床上主要有三类：骨吸收抑制剂、骨形成刺激剂和多重作用机制的药物。

四、骨质疏松症如何进行预防

骨质疏松症的预防是最重要的。骨质疏松症病人一旦发生骨质疏松性骨折，则生活质量下降，出现各种合并症，可致残致死，因此骨质疏松症的预防比治疗更为现实和重要。预防应尽早开始，自幼即应注意摄入足够的钙质，注意营养，适当进食富含蛋白质的食物，多晒太阳，多运动，有助于建立和维持高水平的骨峰值。忌烟酒，忌饮过量咖啡，避免使用影响骨代谢的药物，积极治疗某些慢性病，定期监测骨密度，均有利于预防本病。骨质疏松症的分级预防：一级预防是指尚无骨质疏松但具有骨质疏松症危险因素者，应防止或延缓骨质疏松症的发生并避免发生第一次骨折；二级预防指已有骨质疏松症，T值≤−2.5或已发生过脆性骨折，其预防和治疗的最终目的是避免发生骨折或再次骨折。

值得强调的是，骨质疏松性骨折可防可治。尽早预防可以避免骨质疏松及其骨折。即使发生过骨折，只要采取适当合理的治疗仍可有效降低再次骨折的风险。因此，普及骨质疏松知识，早期诊断、及时预测骨折风险并采取规范的防治措施十分重要。

99. 癌性疼痛有哪些类型

癌性疼痛分类方法很多，可从以下方面考虑。

（1）按时间分类

癌性疼痛按疼痛出现与时间的关系可分为急性疼痛和慢性疼痛。

1）急性疼痛：是直接与癌瘤诊断和治疗有关的急性疼痛或者因癌瘤生长迅速而

突发的急性疼痛，有明确的开始时间，持续时间较短。

2）慢性疼痛：是指持续时间在 3 个月或 6 个月以上的疼痛，慢性疼痛是由于癌瘤进展压迫脏器或脏器包膜膨大，压迫、侵犯神经而引起的疼痛。慢性疼痛的特征表现为自主神经系统的适应性反应，病人可不出现如急性疼痛那样的外显行为，但可导致其他慢性疾病行为表现，如抑郁。慢性疼痛与急性疼痛的显著区别在于病人通常回忆不起来疼痛开始的时间，这种疼痛一旦出现，如不加治疗，可能会持续下去一直到病人死亡。慢性疼痛是一种更为主观的体验，常常伴随着痛苦，癌症病人的生存期越长，也就意味着疼痛的时间越长。慢性疼痛，尤其晚期癌症病人的慢性疼痛，因为需要对病人疼痛程度及情绪变化做出仔细评价，其处理一直是医护人员所面临的难题。

（2）按解剖学分类

癌性疼痛按解剖学可分为躯体痛、内脏痛、去传入神经痛等。共同机制是：外围伤害性感受器和机械性感受器被化学刺激（肾上腺素、缓激肽等）或机械刺激（肿瘤压迫和浸润）所激活和致敏。

1）躯体痛：由于癌瘤压迫、浸润或转移引起神经纤维绞窄，肿瘤细胞梗塞实质内脏管道系统及阻塞血管所致。躯体痛占癌性疼痛大多数。疼痛特点是钝痛或锐痛，有明确定位。

2）内脏痛：因骨盆、胸腹部等脏器受癌瘤浸润、压迫或牵拉所引起，表现为胀痛、挤压痛和牵拉痛，定位模糊。

3）去传入神经痛：因癌瘤浸润或治疗引起神经末梢或中枢神经系统受损所致。常伴有某部位感觉或运动功能丧失。表现为阵发性钳夹样、烧灼样或触电样疼痛。

（3）按病理生理学机制分类

疼痛可以分为伤害性疼痛和神经病理性疼痛或两类的混合性疼痛。疼痛形成的神经传导基本过程可分为以下 4 个阶段：伤害性感受器的痛觉传导，初级传入纤维、脊髓后角、脊髓-丘脑束等上行束的痛觉传递，皮层和边缘系统的痛觉整合，下行控制和神经递质的痛觉调控。急性疼痛为伤害性疼痛，其发生机制是疼痛形成的神经传导基本过程，即机体受到物理、化学或炎症刺激后产生急性疼痛的痛觉信号，并通过神经传导及大脑的分析而感知。伤害性疼痛是完整的伤害感受器感受到有害刺激引起的反应，疼痛的感知与组织损伤有关。当神经纤维受损或神经系统因创伤或疾病发生异常改变时也会产生自发冲动，引起的痛感会投射到神经起源部位，称之为神经病理性疼痛。神经病理性疼痛通常定位较差，多较为持续，也可表现为间断性针刺、撕裂感或表现为感觉迟钝、感觉麻木（或麻刺）、感觉过敏（痛敏）或者感觉异常（非伤害性刺激如抚摸也能引起疼痛，通常称为痛觉超敏或触摸痛）。因此，慢性疼痛的发生机制，除伤害性疼痛的基本传导调制过程外，还有其特殊发生机制：①伤害性感受器过度兴奋：严重的慢性疼痛病人甚至可能在无任何刺激的情况下也会感觉到疼痛（自发痛）。②受损神经异位电活动：是痛觉异常的生理基础。慢性疼痛常表现为在组织损伤愈合后的持续性疼痛。③痛觉传导离子通道和受体异常。④中枢神经系统重构：慢性疼痛的"疼痛记忆"表现为损伤治愈后疼痛信号依然持续存在，这种"疼痛记忆"并非心理性因素的结果,而是具有中枢神经系统重构的病理基础,"疼痛记忆"将进一步加重慢性疼痛对病人认知行为和精神心理的损害。

知识点延伸

癌性疼痛的治疗原则是什么

癌症疼痛应当采用综合治疗的原则,根据病人的病情和身体状况,应用止痛治疗手段持续、有效地消除疼痛,预防和控制药物的不良反应,降低疼痛及治疗带来的心理负担,以期最大限度地提高病人生活质量。癌性疼痛的干预要趁早。一项前瞻性研究显示,晚期癌症病人的姑息性治疗,包括对癌性疼痛的治疗,越早开始则病人生存获益越大。欧洲的一项大型Ⅲ期临床研究比较了早期积极姑息性治疗和常规治疗晚期肿瘤相关疼痛,结果显示,早期积极姑息性治疗组能显著降低严重疼痛的发生率,但也相应增加了阿片类药物的使用剂量,早期积极的镇痛治疗可阻止癌性疼痛演变为难治性神经病理性疼痛,有助于提高病人的生活质量。因此建议癌性疼痛病人在排除禁忌证后,及早开始接受镇痛治疗。

---

100. 癌性疼痛对全身的影响有哪些

当前的癌性疼痛形势依然严峻,全球每年新发癌症病人逾千万,其中35%～50%伴有不同程度的疼痛,接受抗癌治疗的成人和儿童中约50%有疼痛。癌症病人中50%的疼痛为中到重度,30%为难以忍受的重度疼痛。而在晚期癌症病人中,60%～90%伴有疼痛,70%以疼痛为主要症状。在我国,癌性疼痛发生率为40%～65%,其中早期病人为15%～30%,中期为40%～55%,晚期为50%～75%。由此可见,控制癌性疼痛是极其重要的,WHO将癌症疼痛及其他症状的控制列为WHO癌症综合控制规划四项重点之一,是姑息性治疗的重点、难点和切入点。

疼痛将加重癌症本身带给病人的精神心理负担,疼痛及其他心理因素(如心情紧张)能直接或间接抑制机体免疫功能而促进肿瘤生长和转移,而且癌性疼痛会对机体的各个系统产生广泛影响,最终形成疼痛的恶性循环。急性疼痛常伴有代谢、内分泌甚至免疫改变,而慢性疼痛则常伴有生理、心理和社会功能改变。

疼痛严重影响着病人躯体健康,并且与其他躯体不适症状有关。疼痛也严重影响病人的心理健康,引起焦虑及抑郁。病人经常主诉他们对即将出现的疼痛感到恐惧,并视为癌症进展的信号。疼痛不仅折磨病人本身,对其家庭也有很大影响。疼痛影响了病人在生活中角色功能、人际关系,从而影响其社会健康功能。癌性疼痛对病人的躯体、心理、社会人际关系及总体感觉等各方面产生广泛而深远的影响,全面影响病人的生活质量,需要及早予以治疗。

知识点延伸

一、癌性疼痛的表现有哪些?

（1）癌瘤侵犯、压迫神经和神经丛：可表现为神经支配区域的锐痛，也可表现为持续性灼痛。

（2）癌瘤侵犯骨骼：原发癌或继发癌直接侵犯骨骼是肿瘤病人疼痛的主要原因。

（3）癌瘤侵犯脑和脊髓：癌瘤可以侵犯脑膜、静脉窦和脑膜动脉，进而引发疼痛。

（4）癌瘤侵犯脏器：癌瘤侵犯肝、脾、胰、肾等实质脏器时，可导致被膜迅速膨胀、进而引起疼痛。癌瘤侵犯和压迫胃肠道、胆管、输尿管、膀胱等空腔脏器时，可引起压迫症状及平滑肌痉挛收缩而引起疼痛。

（5）癌瘤侵犯和堵塞脉管系统：当癌瘤侵犯血管可引起周围淋巴管炎及血管痉挛，产生弥漫性灼痛和持续性疼痛。

（6）癌瘤侵犯导致黏膜坏死、炎症和溃疡：唇癌、舌癌、喉癌和消化道、泌尿生殖系统的癌瘤可能引起黏膜坏死、炎症和溃疡等而导致疼痛。

二、癌性疼痛还有哪些注意事项

（1）病人应学会疼痛的自我评估、动态评估，疼痛情况有变化时及时与医生沟通。

（2）癌性疼痛病人在治疗过程中要主动向医护人员如实描述疼痛的情况，不要一味忍受疼痛。应当在医师指导下进行止痛治疗，按要求规律服药，不要自行调整止痛方案和药物。

（3）对于吗啡类药物无须过于恐惧，其"成瘾"现象在临床治疗癌性疼痛中十分罕见，但在日常生活中，应当确保药物妥善放置，杜绝药物滥用。

（4）在接受止痛治疗的过程中，要密切观察、记录疗效和药物的不良反应，及时与医务人员沟通交流。